Bernd Niemann
Das Sex-Lexikon

Der Autor:
Bernd Niemann wurde 1961 im westfälischen Herford geboren, hat in Münster Diplom-Pädagogik studiert und eine Ausbildung als Gesprächspsychotherapeut gemacht. Er lebt heute in Köln. Seit 1988 arbeitet er als Sexualpädagoge mit Jugendlichen, erst bei der evangelischen Kirche und mittlerweile bei PRO FAMILIA.

Der Illustrator:
Ralf König wurde 1960 in Soest in Westfalen geboren. Seine ersten »Kritzeleien und Zeichnungen« (O-Ton) veröffentlichte er in Schülerzeitungen. Mittlerweile haben seine Comics nicht nur in Deutschland ein breites homo- und heterosexuelles Publikum erobert. 1990 wurde er auf dem Internationalen Comic-Salon in Grenoble als »Bester deutschsprachiger Comic-Zeichner« ausgezeichnet. 1992 erhielt er den Max-und-Moritz-Preis als »Bester deutschsprachiger Comic-Künstler«. Der nach seinen Comics gedrehte Film »Der bewegte Mann« brachte über 6 Millionen begeisterte Zuschauer in die deutschen Kinos. Für das Sex-Lexikon zeichnete Ralf König zum ersten Mal auch heterosexuelle Knollennasen in Aktion …

Bernd Niemann

Das Sex-Lexikon

Mit Bildern von Ralf König

CARLSEN

1. Auflage 1995
Carlsen Verlag GmbH, Hamburg 1995
Einbandgestaltung von Johannes Nawrath
unter Verwendung einer Illustration von Ralf König
Lektorat: Anke Knefel
Satz: H + G Herstellung, Hamburg
Druck und Bindearbeiten: Clausen + Bosse, Leck
ISBN 3-551-20419-5

Vorwort und »Gebrauchsanweisung«

Vorweg sei gesagt, daß das Sex-Lexikon nicht noch ein Aufklärungsbuch sein soll - von denen gibt es mittlerweile reichlich, und die, die mir besonders gut gefallen, sind auch im Anhang aufgelistet -, sondern eine hoffentlich nützliche Ergänzung dazu.

Das Buch funktioniert wie ein normales Lexikon und enthält von A bis Z insgesamt 586 Stichworte mit kurzen Texten rund um das Thema Liebe und Sex. In den Texten *kursiv* gedruckte Begriffe tauchen an der entsprechenden Stelle als eigene Stichworte auf. Wenn man also nicht, was bei einem Lexikon ohnehin selten vorkommt, das Buch von vorne nach hinten durchlesen möchte, kann man es auch »querlesen« oder, wenn man eine spezielle Frage hat, schnell unter dem jeweiligen Stichwort nachschlagen.

Soweit also ein ganz normales Lexikon. Doch damit endet die Gemeinsamkeit auch schon wieder. In der Regel werden die einzelnen Begriffe, z. B. wenn es sich um eins der vielen Fremdworte oder medizinischen Fachausdrücke handelt, so sachlich und objektiv wie möglich erklärt. Weil aber Sexualität meistens keine besonders sachliche Angelegenheit ist und die Vorstellungen und Informationen darüber so verschieden sein können, wie die verschiedenen Menschen Sexualität erleben, enthalten viele Texte sicher auch meinen eigenen Kommentar zum Thema. Daß es nicht nur mir so geht, habe ich selbst in vielen medizinischen, psychologischen und pädagogischen Fachbüchern festgestellt, in denen man zu bestimmten Fragen, je nach Sichtweise des Autors oder der Autorin, mitunter sehr verschiedene Antworten bekommen kann.

Das Sex-Lexikon enthält also neben Erklärungen und Informationen auch meine Meinung. Zum Beispiel zum Thema »Sprache«. Ich mache keinen Unterschied zwischen den »erlaubten« und den sogenannten »unanständigen« Wörtern, um zu zeigen, daß man in der Sexualität über alles reden und schreiben kann und sollte.

Jede und jeder kann sich dann für die Sprache entscheiden, die ihr oder ihm gefällt. Außerdem habe ich als Mann natürlich eine männliche Sicht auf die Dinge. Ich habe zwar zu vielen Themen Frauen gefragt oder Bücher von Frauen gelesen. Die Lektorin und eine liebe Freundin von mir (danke, Fee!) haben das Manuskript mit weiblichen Augen gelesen. Trotzdem hätte eine Frau dieses Buch vielleicht anders geschrieben.

Gar nicht sachlich, aber immer zur Sache sind die Zeichnungen in diesem Buch. All die Quer- und Längsschnitte durch Körper- und Geschlechtsteile wird man vergeblich suchen. Man findet sich schließlich in jedem Biologiebuch. Statt dessen hat Ralf König mit seinen Knollennasen-Figuren einige Stichworte illustriert und kommentiert, damit die lustvolle Seite des Themas auch nicht zu kurz kommt.

Und noch eins: Natürlich kann so ein Buch nicht alle Fragen beantworten und schon gar nicht das Gespräch mit anderen Menschen ersetzen. Ich hoffe sogar, daß es zum Reden und Streiten, zum Nachdenken und Fragen anregt. Für den Fall, daß man für spezielle Fragen oder Probleme Hilfe braucht, sind im Anhang die wichtigsten Adressen und Telefonnummern in Deutschland, der Schweiz und Österreich aufgeführt.

Und ganz zum Schluß noch ein Dankeschön an alle, die mir mit Hinweisen, Tips und Kritik geholfen haben. Ganz besonders aber an Marc für Liebe und Geduld.

Abartig: Jedes (sexuelle) Verhalten, das anders ist als die Mehrheit es gut und richtig findet, kann so bezeichnet werden. Oft sagt man auch *abnorm* oder *pervers* dazu. Ob etwas als abartig gilt oder als selbstverständlich, hängt davon ab, zu welcher Zeit, in welchem Land, in welcher Gesellschaft es passiert. Das gilt z. B. für verschiedene *Stellungen* beim Sex, für *Homosexualität*, Sex mit Tieren (*Sodomie*), verheiratet sein mit mehreren Menschen (*Bigamie* oder *Polygamie*) oder Sex zwischen Erwachsenen und Kindern (*sexueller Mißbrauch*).

Abbruch: Kurzform für *Schwangerschaftsabbruch*.

Abhängigkeit: Das Gefühl abhängig zu sein kennt jeder Mensch. Als kleine Kinder waren wir alle abhängig von unseren Eltern, weil wir nicht für uns selbst sorgen konnten. Zum Erwachsenwerden gehört es, dieses Abhängigkeitsverhältnis langsam aufzugeben und selbständig zu leben.

Von einem Menschen, den man sehr liebt, kann man sich abhängig fühlen, wenn man Angst hat, ihn zu verlieren.

Besonders schlimm ist es, sich sexuell abhängig zu fühlen. Das kann auf einen Menschen bezogen sein, von dem man nicht loskommt, obwohl man sich eigentlich trennen möchte. Man kann sich aber auch von einer bestimmten Art von *Sex* abhängig fühlen, z. B. von *Sadomasochismus* oder *Exhibitionismus*.

Wenn man das Gefühl hat, in solch einer Abhängigkeit zu stekken, und darunter leidet, sollte man sich Hilfe holen, z. B. in einer Sexual*beratungsstelle*.

Abnorm: Wörtlich übersetzt bedeutet es regelwidrig. Gemeint ist das gleiche wie mit *abartig* oder *pervers*.

Abort: Medizinisches Fremdwort für *Fehlgeburt*. Häufig bezeichnet man in der Medizin auch einen *Schwangerschaftsabbruch* so.

Abortiva: Fachausdruck für Medikamente, die einen *Schwangerschaftsabbruch* verursachen. Bekannt ist ein Mittel mit der Bezeichnung RU 486, das in Frankreich und England verwendet wird. In Deutschland darf dieses Medikament bisher nicht eingesetzt werden.

Absaugmethode: Die am häufigsten verwendete Methode zum *Schwangerschaftsabbruch.* Ein dünnes Röhrchen wird vorsichtig durch die *Scheide* in die *Gebärmutter* eingeführt. Mit einer Unterdruckpumpe wird dann der Inhalt der Gebärmutter abgesaugt. Die Frau braucht lediglich eine örtliche Betäubung, und es dauert nur wenige Minuten. Der Eingriff kann in einer normalen Arztpraxis gemacht werden, und im Normalfall darf die Frau anschließend sofort wieder nach Hause gehen.

Abspritzen: Ein anderes Wort für *Samenerguß.* Allerdings ist es nicht immer wörtlich zu nehmen, weil die *Samenflüssigkeit* manchmal mit weniger Druck herauskommt und dann eben nicht spritzt, sondern eher läuft.

Abstinenz: Fremdwort für *Enthaltsamkeit.*

Abstrich: Eine medizinische Untersuchungsmethode. Mit einem Wattetupfer wird etwas Flüssigkeit aus der *Scheide* oder der Harnröhre genommen und auf ein Glasplättchen gestrichen. Unter dem Mikroskop kann man dann sehen, ob sich Krankheitserreger, z. B. Bakterien oder Pilze, dort befinden und behandelt werden müssen.

Abtreibung: Ein anderes Wort für *Schwangerschaftsabbruch.*

Acquired Immunodeficiency Syndrome: Auf deutsch »erworbenes Immunschwäche-Syndrom«, aus dem englischen Begriff wurde die Abkürzung *AIDS* gebildet.

Act up: Abkürzung für »*AIDS* coalition to unleash power«, auf deutsch: »AIDS-Bündnis zur Freisetzung von Energie«, eine in den USA gegründete politische Organisation, die gegen die *Diskriminierung* von *Schwulen* und von *HIV*-infizierten und an AIDS erkrankten Menschen kämpft. Auch in großen Städten in Deutschland gibt es Act-up-Gruppen, die mit Demonstrationen und Aktionen auf die Benachteiligung von Schwulen und das Problem AIDS aufmerksam machen.

Zum Beispiel haben deutsche Gruppen 1991 im Dom von Fulda mit einem Transparent gegen die Schwulenfeindlichkeit des dortigen Bischofs protestiert. Die Demonstranten wurden mit Gewalt aus der Kirche vertrieben. Zei-

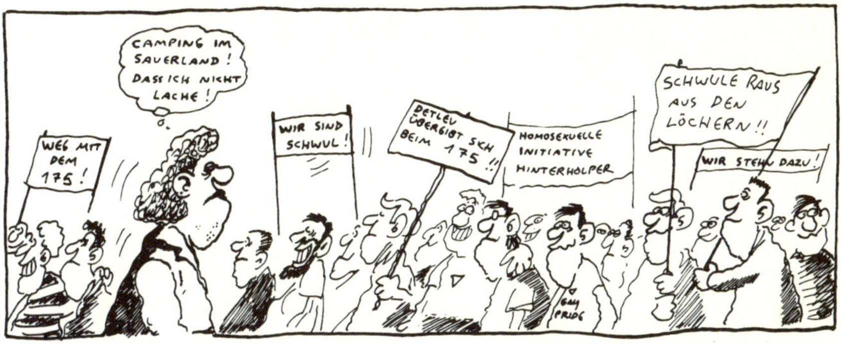
CAMPING IM SAUERLAND! DASS ICH NICHT LACHE!
WEG MIT DEM 175!
WIR SIND SCHWUL!
DETLEV ÜBERGIBT SICH BEIM 175!!
HOMOSEXUELLE INITIATIVE HINTERHOLPER
SCHWULE RAUS AUS DEN LÖCHERN!!
WIR STEH DAZU!
GAY PRIDE

tungen, Radio und Fernsehen haben darüber berichtet. Natürlich denkt der Bischof jetzt auch nicht besser über Schwule und AIDS-Kranke, aber die Aktion hat trotzdem dazu beigetragen, daß viele Leute über das Problem gesprochen und nachgedacht haben.

Adressen und mehr Informationen über Act-up-Gruppen bekommt man bei den *AIDS-Hilfen*.

Adamsapfel: Der Kehlkopf des Mannes. Er gehört zu den männlichen *Geschlechtsmerkmalen*. Während der *Pubertät* vergrößert er sich, deshalb bekommen Jungen einen Stimmbruch und haben später meist eine tiefere Stimme als Frauen. Manchmal kann man bei Männern die Vorderkante des Kehlkopfes am Hals als kleinen Vorsprung erkennen.

Adoleszenz: Ein Fremdwort für Jugendalter, das meist von Wissenschaftlern, die Jugendforschung betreiben, benutzt wird. Manche meinen damit die Zeit vom Anfang der *Pubertät*, ungefähr mit 11 oder 12 Jahren, bis 18 oder 20. Andere verwenden den Begriff nur für die Zeit nach dem Abschluß der körperlichen Veränderungen durch die Pubertät, nach dem man als »richtig erwachsen« gilt.

Adonis: Der Name eines besonders schönen Jünglings in der griechischen Mythologie. Manchmal wurden früher auffallend hübsche, gut gebaute Jungen oder Männer als Adonis bezeichnet.

Ältestes Gewerbe der Welt: Gemeint ist *Prostitution*. Man nimmt an, daß es auf der ganzen Welt, bei allen Völkern, immer Menschen (überwiegend Frauen) gegeben hat, die Sex gegen Bezahlung oder andere Belohnung angeboten haben.

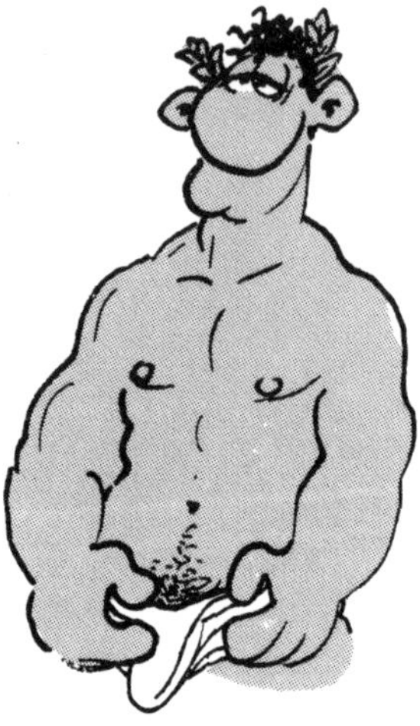

After: Der Ausgang des Darms. Viele Menschen haben gelernt, diesen Teil ihres Körpers schmutzig zu finden, und fassen sich dort nur auf der Toilette oder beim Waschen an. Die Bezeichnung »Arschloch« gilt als besonders *vulgär* und ist für die meisten Menschen eines der schlimmsten Schimpfworte.

Der After ist aber auch eine sehr *erogene Zone*. Vielen Menschen bereitet es große *Lust*, wenn sie mit dem Finger oder der Zunge dort berührt werden oder wenn jemand mit dem *Glied* eindringt.

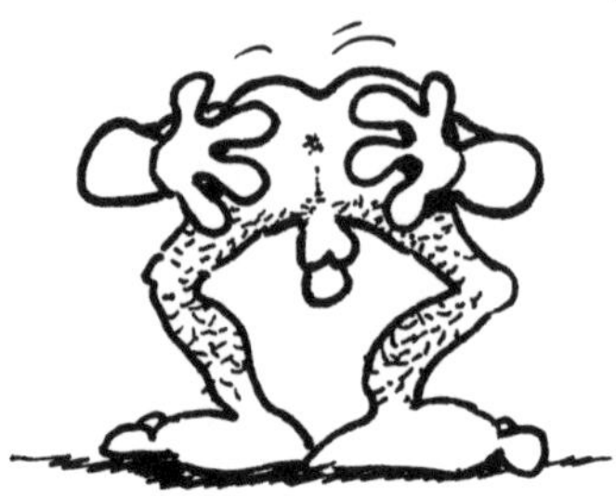

AIDS: Abkürzung für den englischen Begriff *Acquired Immunodeficiency Syndrome* (übersetzt: erworbenes Immunschwäche-Syndrom). AIDS gehört zu den *sexuell übertragbaren* Krankheiten und gilt bis jetzt als unheilbar. Verursacht wird es durch einen Virus, der abgekürzt *HIV* heißt. Weitergegeben wird dieser Krankheitserreger beim Austausch von Körperflüssigkeiten. *Samen-* und *Scheidenflüssigkeit* sowie Blut können als einziges die Krankheit übertragen.

Der Virus befällt die Blutkörperchen, die für die Abwehr von Krankheiten zuständig sind, und zerstört so langsam das Immunsystem. Irgendwann ist ein infizierter Menschen dann so geschwächt, daß er sich nicht mehr gegen andere Krankheiten wehren kann und schließlich an diesen stirbt.

Da sich der HIV-Virus sich anfangs nur sehr langsam vermehrt, kann zwischen der Ansteckung und den ersten Anzeichen für die Krankheit sehr viel Zeit vergehen. Man nimmt heute an, daß es zehn Jahre und mehr sein können.

AIDS-Hilfe: Eine Organisation, die es in vielen deutschen Städten gibt. Die Mitarbeiterinnen und

Mitarbeiter informieren über die Krankheit und über Schutzmöglichkeiten. Man kann sich kostenlos beraten lassen, wenn man Fragen oder Sorgen hat, die mit AIDS zu tun haben. Auch das Informationsmaterial ist umsonst. Alle AIDS-Hilfen in Deutschland haben dieselbe Nummer für ihr Beratungstelefon: 19411. In vielen AIDS-Hilfen treffen sich Menschen, die *HIV-positiv* sind, zu Selbsthilfegruppen, um mit anderen Betroffenen über ihre Probleme zu sprechen. Außerdem betreuen die AIDS-Hilfen Kranke. Sie helfen bei der Organisation von Pflege zu Hause oder bei der Krankenhausunterbringung, kümmern sich um Plätze in Pflegeheimen und unterstützen Angehörige und Freunde, wenn jemand gestorben ist.

AIDS-Test: Richtig müßte er eigentlich *HIV*-Antikörper-Test heißen, weil durch die Untersuchung nur herausgefunden wer-

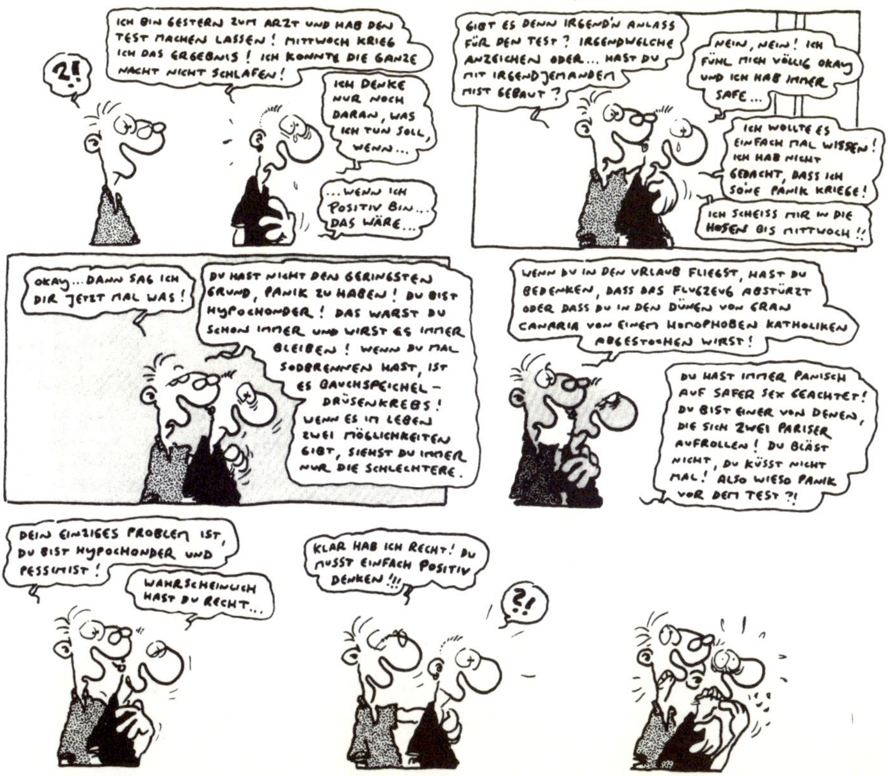
ICH BIN GESTERN ZUM ARZT UND HAB DEN TEST MACHEN LASSEN! MITTWOCH KRIEG ICH DAS ERGEBNIS! ICH KONNTE DIE GANZE NACHT NICHT SCHLAFEN!
?!
ICH DENKE NUR NOCH DARAN, WAS ICH TUN SOLL, WENN...
...WENN ICH POSITIV BIN... DAS WÄRE...
GIBT ES DENN IRGEND'N ANLASS FÜR DEN TEST? IRGENDWELCHE ANZEICHEN ODER... HAST DU MIT IRGENDJEMANDEM MIST GEBAUT?
NEIN, NEIN! ICH FÜHL MICH VÖLLIG OKAY UND ICH HAB IMMER SAFE...
ICH WOLLTE ES EINFACH MAL WISSEN! ICH HAB NICHT GEDACHT, DASS ICH SONE PANIK KRIEGE!
ICH SCHEISS MIR IN DIE HOSEN BIS MITTWOCH!!
OKAY... DANN SAG ICH DIR JETZT MAL WAS!
DU HAST NICHT DEN GERINGSTEN GRUND, PANIK ZU HABEN! DU BIST HYPOCHONDER! DAS WARST DU SCHON IMMER UND WIRST ES IMMER BLEIBEN! WENN DU MAL SODBRENNEN HAST, IST ES BAUCHSPEICHEL-DRÜSENKREBS! WENN ES IM LEBEN ZWEI MÖGLICHKEITEN GIBT, SIEHST DU IMMER NUR DIE SCHLECHTERE.
WENN DU IN DEN URLAUB FLIEGST, HAST DU BEDENKEN, DASS DAS FLUGZEUG ABSTÜRZT ODER DASS DU IN DEN DÜNEN VON GRAN CANARIA VON EINEM HOMOPHOBEN KATHOLIKEN ABGESTOCHEN WIRST!
DU HAST IMMER PANISCH AUF SAFER SEX GEACHTET! DU BIST EINER VON DENEN, DIE SICH ZWEI PARISER AUFROLLEN! DU BLÄST NICHT, DU KÜSST NICHT MAL! ALSO WIESO PANIK VOR DEM TEST?!
DEIN EINZIGES PROBLEM IST, DU BIST HYPOCHONDER UND PESSIMIST!
WAHRSCHEINLICH HAST DU RECHT...
KLAR HAB ICH RECHT! DU MUSST EINFACH POSITIV DENKEN!!!
?!

den kann, ob sich im Blut Antikörper gegen den HIV-Virus gebildet haben. Diese Stoffe sind ein ziemlich sicheres Anzeichen, daß die Person sich mit HIV angesteckt hat. Das nennt man dann *HIV-positiv*. Es dauert allerdings drei bis sechs Monate, bis ein Mensch so viel Antikörper gebildet hat, daß der Test sie anzeigen kann. Man kann eine Infektion also nie sofort nachweisen, sondern oft erst ein halbes Jahr nach der Situation, in der man sich angesteckt hat. Nicht feststellen kann man mit dem Test, wie lange jemand den Virus schon im Körper hat. Auch die Frage, ob jemand überhaupt an AIDS erkranken wird und wann das geschehen kann, läßt sich mit dieser Untersuchung nicht beantworten.

Bevor man einen Test machen läßt, ist es wichtig, ein Beratungsgespräch zu führen. Vielleicht stellt sich dabei heraus, daß man gar kein Ansteckungsrisiko hatte und die Untersuchung gar nicht nötig ist. Beraten lassen kann man sich bei Ärzten, im Gesundheitsamt oder von der *AIDS-Hilfe*.

Akne: Eine medizinische Bezeichnung für *Pickel* und kleine Entzündungen der Haut im Gesicht, im Nacken, auf dem Rücken und auf der Brust. Die meisten Jugendlichen haben während der *Pubertät* dieses Problem. Manche nur ein bißchen, andere so schlimm, daß sie aussehen wie ein »Streuselkuchen«. Die Pickel sind eine Reaktion der Haut auf die

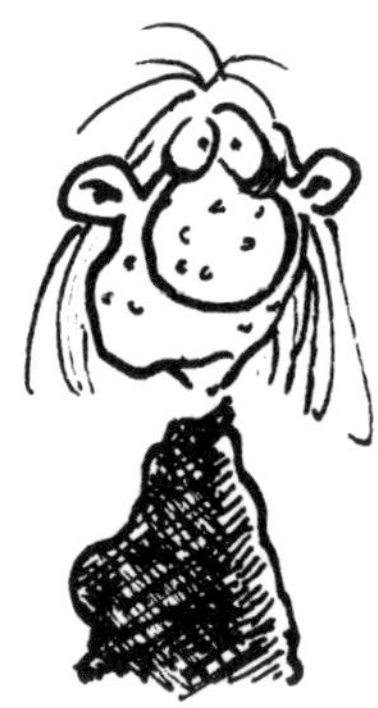

verstärkte Produktion von *Geschlechtshormonen*. Normalerweise verschwinden sie von selbst, wenn der Körper im Lauf der Pubertät zu einem neuen Gleichgewicht im Hormonhaushalt gefunden hat. Wenn die Akne sehr schlimm ist, kann man sich vom Hautarzt Salbe oder eventuell auch Tabletten verschreiben lassen. Mit Cremes und Gesichtswassern aus der Kosmetikabteilung sollte man besser vorsichtig sein. Oft helfen sie nicht, sondern verursachen neue Probleme, weil sie zu scharf sind und die Haut austrocknen.

Akt: Abkürzung für Geschlechtsakt. Wörtlich übersetzt heißt es einfach »Handlung«, gemeint ist *Geschlechtsverkehr*, *miteinander schlafen*, *ficken*.

Es ist eine etwas altmodische Formulierung. Sie zeigt, wie umständlich oft geredet wird, wenn es um Sex geht, weil wir keine deutlichen Worte kennen oder uns nicht trauen, sie zu benutzen.

In der Kunst ist damit die Darstellung nackter Menschen gemeint, man spricht dann von Akt-Fotos oder Akt-Malerei.

Alimente: Ein veraltetes Wort für *Unterhalt*.

Ambisexuell: Ein Fremdwort, bei dem die Wissenschaftler sich anscheinend nicht so ganz einig sind, was es bedeuten soll. Die einen verwenden es für Menschen, die Männer und Frauen sexuell anziehend finden und mit beiden Geschlechtern Sex haben. Meistens sagt man dazu heute *bisexuell*. In anderen Büchern werden mit dem Begriff Menschen bezeichnet, die sowohl weibliche als auch männliche *Geschlechtsmerkmale* haben, also sogenannte *Hermaphroditen* oder *Zwitter* sind.

Amenorrhoe: Ein medizinischer Fachausdruck für das Ausbleiben der *Regelblutung*. Es ist aber keine Krankheit, sondern wird benutzt, um deutlich zu machen, daß es in diesem Fall kein *Schwangerschaftszeichen* ist.

Vor allem bei Mädchen in der *Pubertät* kann es vorkommen, daß die *Menstruation* anfangs eher unregelmäßig ist. Wenn ein Mädchen trotzdem das Gefühl hat, daß etwas mit ihrer *Monatsblutung* nicht stimmt, sollte sie zu einer *Frauenärztin* oder zu *Pro Familia* gehen und sich untersuchen lassen.

Amme: Eine Frau, die das Baby einer anderen Frau mit Milch aus ihrer *Brust* säugt, wenn die Mutter selber keine Milch produzieren kann oder aus irgendeinem Grund nicht selber *stillen* möchte.

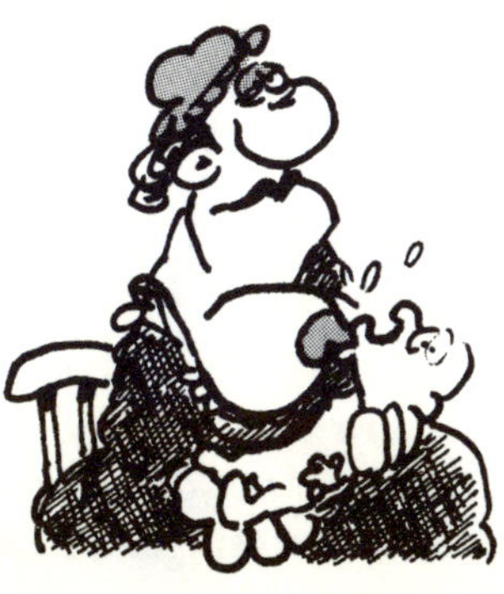

Amor: Der Name des Liebesgottes im alten Rom. Auf Bildern wird er als kleiner Junge dargestellt, manchmal geflügelt, mit Pfeil und Bogen. Wenn er Menschen seine Pfeile ins Herz schießt, verlieben sie sich. Deshalb sagt man manchmal von Verliebten, sie wären »von Amors Pfeilen getroffen«, oder man schreibt die beiden Namen in ein Herz, in dem ein Pfeil steckt.

Amouren: Ein veraltetes, aus dem Französischen eingedeutschtes Wort für Liebesabenteuer. Es ist vom Namen des Liebesgottes *Amor* abgeleitet.

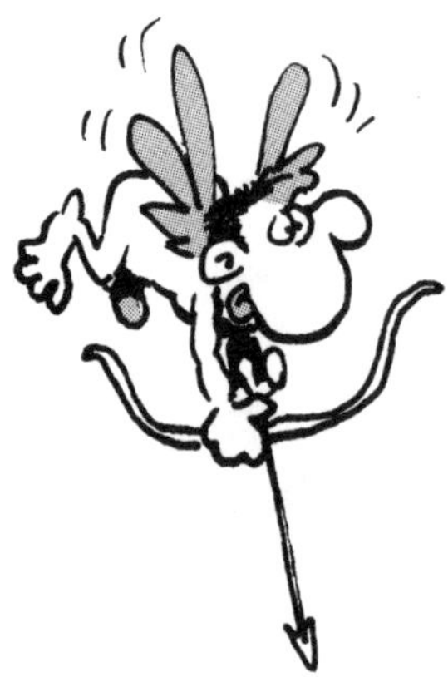

Analverkehr: Beim Sex wird das Glied in den *After* der Partnerin oder des Partners eingeführt. Meistens wird dabei ein *Gleitmittel* verwendet, z. B. ein Gel oder eine Creme. Häufig denken Leute bei Analverkehr sofort an Sex unter schwulen Männern. Tatsächlich gibt es aber einerseits viele *Schwule,* denen es keinen Spaß macht, und andererseits wird es durchaus auch von Männern und Frauen gemacht. Manche tun es einfach, weil sie es *geil* finden, andere sehen darin eine Möglichkeit der *Empfängnisverhütung* oder vermeiden damit, daß die Frau ihre *Jungfräulichkeit* verliert.

Obwohl es ziemlich *vulgär* klingt und die meisten Leute einen roten Kopf kriegen, wenn man es laut ausspricht, ist eine eindeutige Bezeichnung, die jeder kennt, »*Arschficken*«. Leider fehlt in unserer Sprache ein schöneres Wort dafür.

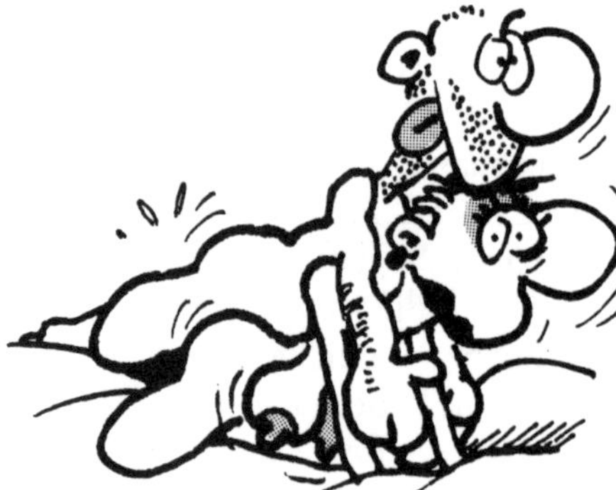

Androgene: Ein medizinischer Fachausdruck für die männlichen *Geschlechtshormone*. Das bekannteste ist das *Testosteron*.

Androgynie: Ein Fremdwort, das wörtlich Mannweiblichkeit bedeutet. Als androgyn bezeichnet man Menschen, die sich durch ihr Äußeres nicht eindeutig einem Geschlecht zuordnen lassen (wollen).

Androloge: Facharzt für Männerheilkunde.

Angst: Menschen spüren in ihrem Leben in den unterschiedlichsten Situationen immer wieder Angst, deshalb ist es auch völlig normal, im Zusammenhang mit *Sexualität* manchmal ängstlich zu sein.

Dafür gibt es eine Menge verschiedener Gründe: Das erste Mal kann angst machen, und beim *Sex* gibt es immer wieder erste Male. Alles Neue und Spannende macht immer auch ein bißchen angst.

Man kann befürchten, sich zu blamieren, weil man nicht weiß, wie man sich verhalten soll. Oder man traut sich nicht, Fragen zu stellen und zuzugeben, daß man etwas nicht kennt.

Viele Mädchen haben Angst vor Schmerzen, wenn beim ersten Mal das *Jungfernhäutchen* reißt. Es muß aber gar nicht weh tun. Oft sind die Befürchtungen viel schlimmer und verderben die *Lust*.

Jungen und Männer machen sich oft Sorgen, beim Sex zu »versagen«. Sie haben entweder Angst, keinen *Steifen* zu kriegen, oder befürchten, daß sie zu schnell kommen. Beides kommt bei jedem Mann manchmal vor und ist nicht schlimm. Je mehr Gedanken man sich darüber macht, desto eher passiert es auch.

Angst kann eine Warnung sein, beim Sex nicht weiter zu gehen als einem guttut. Zuviel Angst macht aber die Lust kaputt. Für seine Ängste braucht man deshalb jemanden, dem man sie erzählen kann. Sich dem besten Freund oder der besten Freundin anzuvertrauen nimmt den Druck und macht manchmal Mut, sich trotzdem zu trauen.

Für Ängste, mit denen man sich zu niemandem trauen mag oder kann, gibt es verschiedene Hilfeangebote. Für die Angst, *schwul* oder *lesbisch* und allein auf der Welt zu sein, gibt es *Rosa Telefone*, für die Angst vor ungewollter *Schwangerschaft* gibt es *Beratungsstellen* für Familienplanung, für die Angst vor *AIDS* die

AIDS-Hilfen, für die Angst vor sexueller Gewalt oder *sexuellem Mißbrauch* gibt es (Frauen-)Notruftelefone, den Kinderschutzbund und andere Beratungsstellen (Adressen und Telefonnummern gibt es im Anhang).

Anilingus: Ein Fremdwort für das Lecken oder Küssen des *Afters* beim Sex. Manche Leute benutzen dafür das englische Wort *Rimming*, eine mögliche deutsche Übersetzung ist »Arschlecken«. Es gibt kein freundliches deutsches Wort dafür, wahrscheinlich weil viele Menschen gelernt haben, diesen Teil ihres Körpers schmutzig zu finden, und sich nicht vorstellen können, dort Lust zu fühlen.

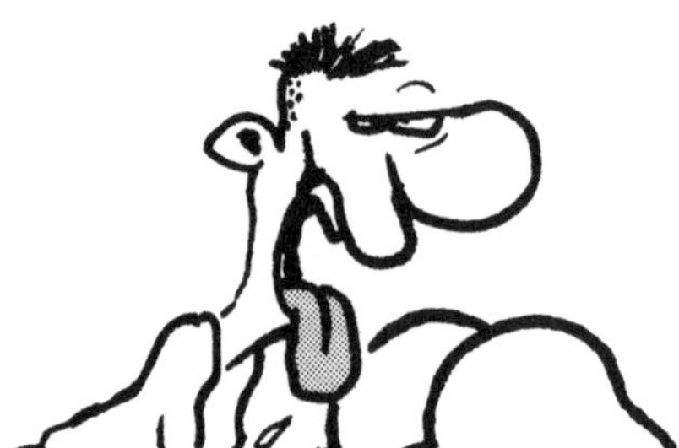

Anmachen: *Flirten* oder Pöbeln können manchmal nahe beieinander liegen, wenn man die Sache ungeschickt oder plump angeht.

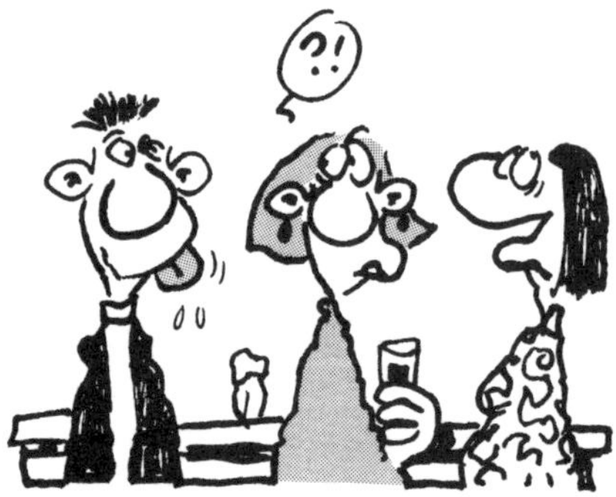

Das Wort »anmachen« wird für beides benutzt. Jemanden raffiniert anzumachen kann für beide ein großer Spaß sein, auf blöde Anmache steht dagegen niemand.

Anorgasmie: Ein medizinisches Fremdwort, das bedeutet, daß jemand beim Sex keinen *Orgasmus* erlebt, obwohl er oder sie es gerne will.

Anus: Ein Fremdwort für *After*.

Aphrodisiakum: Ein Fremdwort für Mittel, die die *Lust* oder die *Potenz* steigern sollen.

Das Wort ist vom Namen der altgriechischen Liebesgöttin Aphrodite abgeleitet.

Viele asiatische Männer glauben z.B., daß ein Pulver aus dem Horn von Nashörnern ihre sexuellen Fähigkeiten steigert. Leider werden deshalb immer noch viele Nashörner getötet, obwohl bewiesen ist, daß das Mittel überhaupt keine Wirkung hat. Man könnte genausogut gemahlene Fußnägel essen.

Sex-Pulver oder -Tropfen, wie man sie bei uns in *Sex-Shops* kaufen kann, enthalten meistens nur Traubenzucker. Das schadet zwar nicht, macht aber auch niemanden besonders *geil*.

Bestimmte *Duftstoffe*, z.B. Moschus, haben ebenfalls den Ruf, sexuell anregend zu wirken. Es gibt zwar keine Erfolgsgarantie, aber Ausprobieren schadet nicht.

Applikator: Ein Fremdwort für röhrenförmige Gegenstände, die als Hilfsmittel dienen, um etwas in den Körper einzuführen.

Zum Beispiel gibt es *Tampons* in einem Pappröhrchen, mit dem sie in die *Scheide* geschoben werden. Außerdem werden bestimmte Cremes oder Schaumpräparate, die als *chemisches Verhütungsmittel* wirken, mit Hilfe eines Kunststoffapplikators in die Scheide gebracht.

Arschficken: Ein derbes und deutliches Wort für *Analverkehr*, das Einführen des *Gliedes* in den *After* beim *Sex*. Der Begriff gilt als besonders *vulgär*, und viele Menschen reagieren schockiert, wenn man ihn in der Öffentlichkeit verwendet. Genau wie für manche anderen Sachen, die man beim Sex machen kann, fehlt uns auch hierfür ein Wort, das für alle angenehm klingt.

Asexuell: Bedeutet »ungeschlechtlich« oder »ohne Sexualität«. Man bezeichnet damit ein Verhalten, bei dem Sexualität nicht sichtbar oder nicht gemeint ist.

Auf Menschen bezogen bedeutet es, daß man sich von einer Person nicht vorstellen kann, daß sie Sex hat.

Askese: Besonders strenge *Enthaltsamkeit* von allen Bedürfnissen und Genüssen, also auch vom Sex. Von Askese spricht man meistens in religiösen Zusammenhängen.

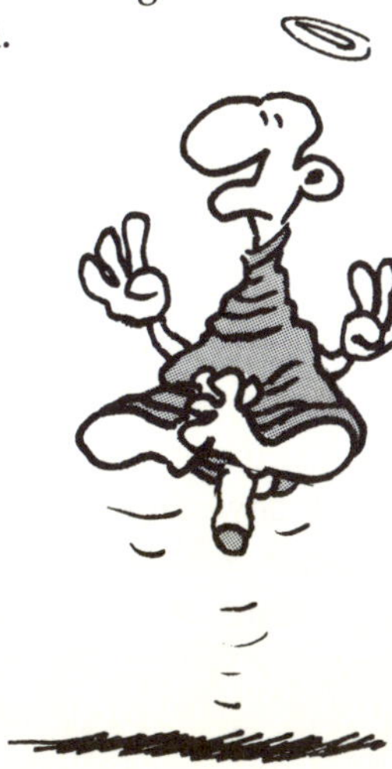

Aufklärung: Gemeint ist normalerweise, Kindern zu erklären, was *Sexualität* ist. Für viele Erwachsene ist das immer noch ein großes Problem, weil es ihnen peinlich ist, über dieses Thema zu reden. Wenn jemand glaubt, daß seine Eltern noch nicht genug aufgeklärt sind, wäre dieses Buch vielleicht ein prima Geschenk.

Manchmal wird *Sexualkunde* in der Schule auch als Aufklärungsunterricht bezeichnet.

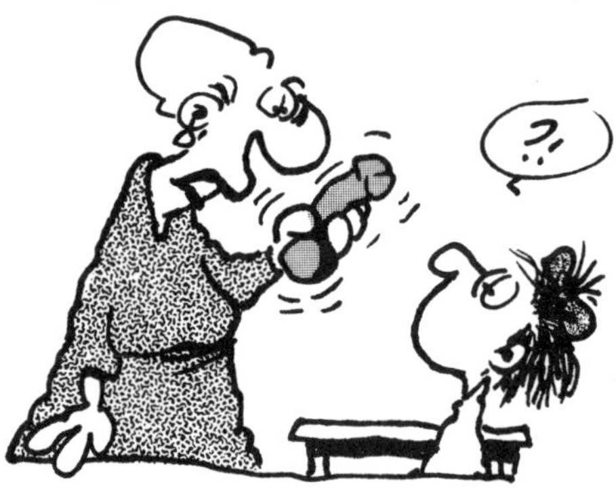

Aufpassen: Eine sehr unsichere *Verhütungsmethode*. Beim *Geschlechtsverkehr* zieht der Mann sein *Glied* kurz vor dem *Samenerguß* aus der *Scheide* oder dem *After*.

Die Methode ist allerdings sehr riskant, denn oft kommen schon vor dem eigentlichen Erguß beim *Orgasmus* die sogenannten Lust- oder *Freudentröpfchen* mit ein paar *Spermien* heraus. Das kann schon ausreichen, um eine *Schwangerschaft* oder eine Ansteckung mit einer *sexuell übertragbaren Krankheit* zu verursachen.

Außerdem verdirbt die Methode eine Menge Spaß, weil man kurz vor dem Höhepunkt unterbrechen muß. Und es kann auch ziemlich stressig sein, die ganze Zeit darauf zu achten, daß man nicht zu früh kommt.

Ausfluß: Bei einer Entzündung an den *Geschlechtsorganen*, z.B. durch eine *sexuell übertragbare Krankheit*, entsteht eine eitrige Flüssigkeit, die aus der *Scheide* oder dem *Glied* herausläuft und sehr unangenehm riecht. Es ist ein deutliches Anzeichen, daß man sich mit einer Krankheit angesteckt hat und sofort zum Arzt gehen sollte.

Ausschabung: Eine veraltete Methode zum *Schwangerschaftsabbruch*.

Der Inhalt der *Gebärmutter* wird mit einem kleinen löffelähnlichen Instrument herausgeholt. Das Verfahren ist schwieriger und gefährlicher als die *Absaugmethode* und wird deshalb heute normalerweise nicht mehr angewendet.

Autoerotik: Fremdwort für *Lust* an und mit sich selbst, sich selbst und den eigenen Körper so toll zu finden, daß man ganz *erregt* wird, sich selber streichelt und sich einen *Orgasmus* ganz für sich allein macht. Manche Menschen halten es für eine sexuelle Störung, Lust ohne Partner zu haben und sich bei der *Selbstbefriedigung* auch niemand anderes vorzustellen. (Es kommt aber sehr selten vor, daß jemand nur von sich selbst erregt wird.) Und wie soll jemand auf andere sexuell anziehend wirken, ohne sich selbst *geil* zu finden?

Autostrich: Meist eine etwas abgelegene Straße, oft am Stadtrand oder in einer wenig bewohnten Gegend, auf der abends und nachts *Prostituierte* am Straßenrand stehen und auf Kunden warten. Man erkennt so eine Gegend meistens daran, daß viele Autos, in denen einzelne Männer sitzen, langsam vorbeifahren, schauen, wer ihnen gefällt, und manchmal den Straßenverkehr blockieren.

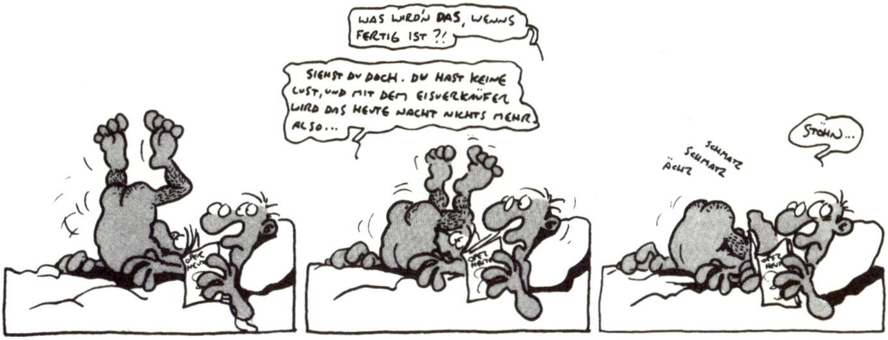
WAS WIRD'N DAS, WENNS FERTIG IST ?!
SIEHST DU DOCH. DU HAST KEINE LUST, UND MIT DEM EISVERKÄUFER WIRD DAS HEUTE NACHT NICHTS MEHR. ALSO...
SCHMATZ
SCHMATZ
ÄCHZ
STÖHN...

Babystrich: Man spricht auch von Kinder*prostitution.* Vor allem in Großstädten gibt es bestimmte Orte, wo Kinder sich anbieten und für Geld *Sex* mit erwachsenen Männern machen. Es sind Mädchen und Jungen, die oft erst 11 oder 12 Jahre alt sind. Manche machen das, weil sie von zu Hause oder aus einem Heim fortgelaufen sind und Geld für Essen brauchen. Andere sind abhängig und bezahlen davon ihre Drogen. Man nennt das auch Beschaffungsprostitution, weil sie sich nicht freiwillig entschieden haben, damit ihr Geld zu verdienen, wie berufsmäßige *Prostituierte,* sondern dazu gezwungen sind.

In einigen Großstädten, z. B. Hamburg und Frankfurt, gibt es spezielle *Beratungsstellen* für Kinder und Jugendliche, die von Prostitution leben. SozialarbeiterInnen helfen dort bei Problemen und geben Unterstützung, wenn jemand vom Strich wegkommen will. Es gibt dort aber auch einfach die Möglichkeit, sich auszuruhen, Kaffee zu trinken und eventuell auch seine Wäsche zu waschen.

Balanitis: Eine Entzündung der *Eichel* und der *Vorhaut.* Die Krankheit wird vor allem durch Ansteckung mit einem Pilz verursacht, oder wenn man an *Gonorrhoe (Tripper)* oder *Syphilis* erkrankt ist. Außerdem kann sie entstehen, wenn man sich nicht regelmäßig unter der Vorhaut wäscht, weil in der weißen Substanz *(Smegma),* die sich dort sammelt, Bakterien wachsen.

Bartwuchs: In der Pubertät wachsen beim Jungen nicht nur die Schamhaare, er bekommt auch Haare im Gesicht, über der Oberlippe, am Kinn und auf den Wangen. Man nennt den Bartwuchs auch ein sekundäres männliches *Geschlechtsmerkmal,* weil normalerweise nur Männern ein Bart wächst. Ab und zu kommt es aber auch vor, daß eine Frau viele männliche Hormone im Blut hat und dadurch ein wenig Bartwuchs bekommt. Wenn es sie sehr stört, kann sie ihn kosmetisch entfernen lassen.

Ob ein Mann sehr viel Barthaare oder nur wenige, manchmal auch fast gar keine hat, wird von den den männlichen *Hormonen* im Körper bestimmt. Außerdem sieht man einen Bart natürlich bei jemandem mit blonden Haaren viel weniger als bei Schwarzhaarigen.

Basaltemperatur: Die Körpertemperatur, die morgens, immer ungefähr zur gleichen Uhrzeit, direkt vor dem Aufstehen gemessen wird.

Weil sich im Zusammenhang mit dem Eisprung die Körpertemperatur verändert, können Frauen durch tägliches Fiebermessen ihren *Zyklus* besser kennenlernen und heraus finden, wann sie einen *Eisprung* haben.

Zur *Verhütung* verwendet, nennt man das *Temperaturmethode*.

Bastard: Früher nannte man ein uneheliches Kind so, vor allem wenn der Vater aus einem »besseren Stand« als die Mutter war. Heute benutzen viele Leute das Wort, um jemanden zu beschimpfen, ohne zu wissen, was es bedeutet.

Bauchhöhlenschwangerschaft: Ein seltenes Problem bei der *Schwangerschaft*. Man sagt dazu auch *Eileiterschwangerschaft*.

Befriedigung: Die meisten Leute denken bei dem Wort an körperliche Befriedigung durch einen *Orgasmus*.

Unterschiedliche Menschen haben aber auch beim *Sex* verschiedene Bedürfnisse. Deshalb finden auch nicht alle die gleichen Sachen befriedigend. Es ist also wichtig, herauszufinden, wie es einem am besten gefällt. Natürlich sollte man es dann auch zeigen oder sagen, wenn man mit jemandem schläft.

Jeder kann sich durch *Selbstbefriedigung* einen Orgasmus machen, und die meisten tun das auch mehr oder weniger regelmäßig. Das reicht aber nicht immer. Wer Sehnsucht nach Sex mit einem anderen Menschen hat, ist nicht wirklich befriedigt, wenn er es sich nur selber machen kann.

Den meisten Menschen ist es auch zu wenig, nur ihre Geilheit zu befriedigen. Sie möchten beim Sex das Gefühl von Zusammengehörigkeit und gegenseitiger Geborgenheit spüren. Die Lust auf *Liebe* wird von Sex allein aber nicht erfüllt. Dazu gehört Vertrauen, wie man es nur in einer Partnerschaft finden kann.

Befruchtung: Das Verschmelzen von Ei- und *Samenzelle*, der Moment, in dem die Entstehung eines neuen Lebewesens beginnt.

Bei der künstlichen Befruchtung wird von einem Arzt *Samenflüssigkeit* mit einem Röhrchen in den Körper der Frau zur Eizelle gebracht. Oder ein Ei und Samenzellen werden in einem Reagenzglas vermischt, und das befruchtete Ei wird dann in die *Gebärmutter* der Frau gepflanzt.

Begattung: Ein altmodisches Wort für *Geschlechtsverkehr*. Heute verwendet man es nur noch auf Tiere bezogen.

Beischlaf: Ein anderes Wort für *Geschlechtsverkehr*, das vor allem von Juristen verwendet wird.

Belästigung: Blicke, Bemerkungen, Berührungen können jemanden belästigen, wenn es gegen den Willen der Person geschieht.

Sexuelle Belästigung kann überall passieren. Sie kommt z. B. auch in der Schule vor. Dort sind oft Mädchen und Jungen betroffen, die von Lehrern oder älteren Jugendlichen belästigt werden. Das kann durch *obszöne* Witze oder abfällige Bemerkungen über das Aussehen geschehen. Aber auch andere heimlich beim Umkleiden oder Duschen beobachten, *Busen-* oder *Po-*Grapschen auf dem Schulhof oder ungebetene »Hilfestellungen« beim Sport können Belästigungen sein.

Man kann sich wehren, indem man laut sagt, wenn man etwas

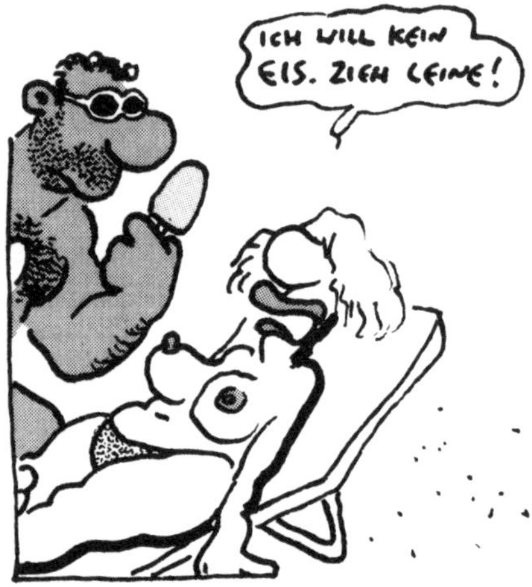

nicht möchte. Wenn das nicht reicht, sollte man sich Unterstützung holen von Eltern, Freunden, SozialarbeiterInnen oder VertrauenslehrerInnen. Auch der Kinderschutzbund, Sorgentelefone oder *Beratungsstellen* können helfen (Adressen und Telefonnummern gibt es im Anhang).

Beratungsstelle: Eine Einrichtung, zu der man mit Fragen und Problemen gehen kann. In Deutschland werden von verschiedenen Organisationen (z. B. *AIDS-Hilfe*, Arbeiterwohlfahrt, *Pro Familia*, Frauenorganisationen, *Lesben-* und *Schwulen-*Zentren) von den Kirchen (Caritas und Diakonie) und von Stadtverwaltungen Beratungen zu Fragen der *Sexualität* angeboten.

Der Besuch einer Beratungsstelle ist normalerweise kostenlos. Man kann Informationsmaterial bekommen und Fragen stellen. Wer ausführlicher über ein Problem sprechen möchte, kann einen Termin mit Sozialarbeitern, Pädagogen oder Psychologen vereinbaren. Bei Pro Familia arbeiten außerdem Frauenärztinnen, die auch Untersuchungen machen und Verhütungsmittel verschreiben können.

Im Anhang des Buches befindet sich eine Liste mit Adressen von verschiedenen Beratungsstellen. Außerdem findet man meistens in Tageszeitungen eine Rubrik »Beratung« mit Sprechstunden und Telefonnummern.

Beschneidung: Die Entfernung eines Teils der *Vorhaut* am *Glied*. Eine Operation, die gemacht werden muß, wenn jemand an *Vorhautverengung* leidet. Bei Moslems, Juden und vielen afrikanischen Völkern ist die Beschneidung aus religiösen Gründen üblich, als Zeichen der Aufnahme in die Religions- oder Stammesgemeinschaft. In den USA werden fast alle männlichen Säuglinge kurz nach der Geburt beschnitten, weil sich dann nichts unter der Vorhaut ansammeln kann (*Smegma)* und der *Penis* so leichter sauber zu halten ist. An den sexuellen Fähigkeiten ändert sich durch diesen Eingriff nichts. Die Frage, was besser aussieht und sich schöner anfühlt, muß jeder für sich selber beantworten.

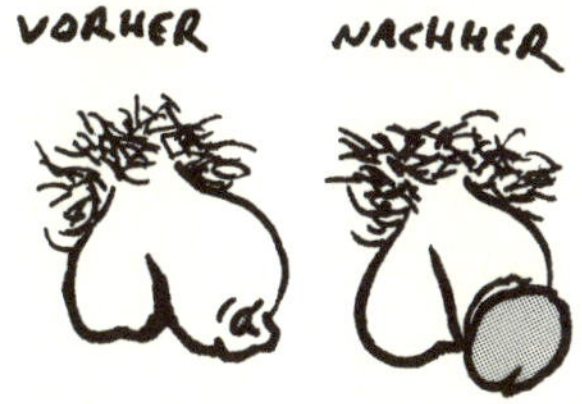

Beziehungskiste: Eine ironische Bezeichnung für »ein Paar sein«.

BH: Abkürzung für *Büstenhalter.*

Bidet: Sitzwaschbecken, sieht aus wie ein Toilettenbecken ohne Deckel. Es ist nicht unbedingt notwendig, aber sehr praktisch, um sich an den *Geschlechtsorganen* zu waschen.

Bigamie: Verheiratet sein mit zwei Menschen gleichzeitig. In Westeuropa ist es verboten und strafbar. In anderen Kulturen, z.B. in

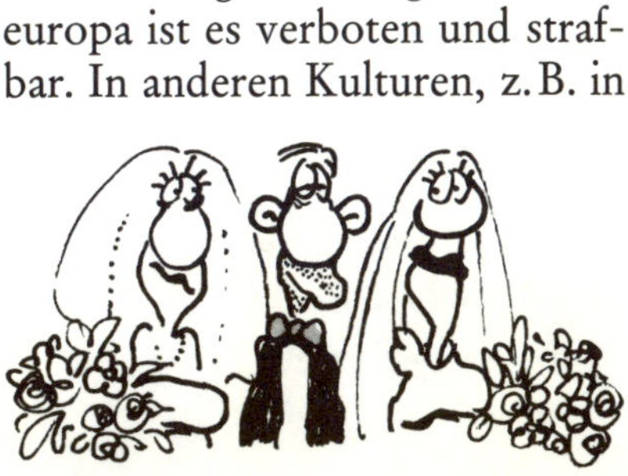

islamischen Ländern, ist es aber durchaus möglich und üblich, daß ein Mann mehrere Frauen hat. Bei einigen ostasiatischen Völkern kann eine Frau mehrere Männer heiraten.

Billings-Methode: Von einem Mann namens Billings ausgedachte *Verhütungsmethode*, bei der die Frau durch Untersuchung des Schleims in ihrer *Scheide* feststellen kann, wann ihre fruchtbaren Tage sind. Man nennt sie deshalb auch S*chleimstruktur-Methode*.

Binde: Ein Watte-Flies zum Auffangen der *Monatsblutung*, das in die Unterhose gelegt bzw. geklebt wird.

Bisexualität: Die wörtliche Übersetzung ist »Doppelgeschlechtlichkeit«. Man benutzt die Bezeichnung bei uns aber nicht für *Zwitter*, sondern für Menschen, die Männer und Frauen sexuell anziehend finden und mit beiden Geschlechtern *Sex* haben. Im Gegensatz dazu nennt man jemanden, der nur Menschen des gleichen Geschlechts liebt, *homosexuell* und jemanden, der nur gegengeschlechtliche Personen liebt, *heterosexuell*.

Blasen: Das *Glied* mit dem Mund reizen. Viele Leute nennen diese *Sexualpraktik* blasen, obwohl am *Penis* normalerweise geleckt, gelutscht oder gesaugt wird. Man sollte es also nicht zu wörtlich nehmen.

Manche Leute sagen dazu auch *französisch*.

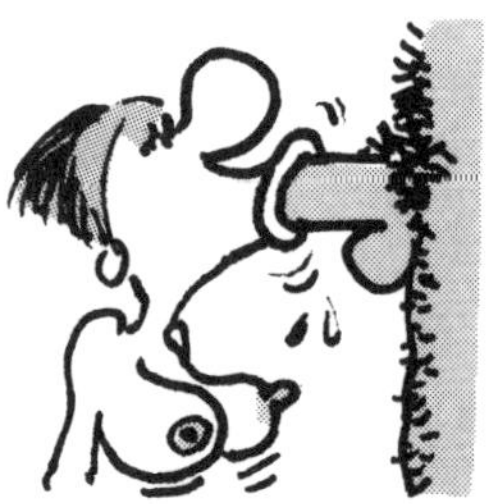

blue balls: Wörtlich bedeutet der englische Begriff »blaue *Hoden*«. Damit bezeichnet man ein unangenehmes Spannungsgefühl in den Hoden. Es kann eventuell

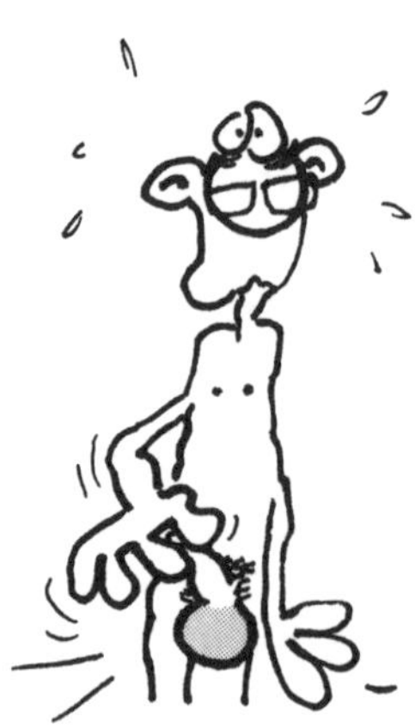

entstehen, wenn ein Mann stark sexuell erregt wurde, aber nicht zu einem *Orgasmus* kommen konnte. Während der *Erektion* staut sich auch Blut im Hodensack, so daß die Adern bläulich durch die Haut scheinen. Daher kommt die Bezeichnung.

Blutschande: Ein veraltetes Wort für *Inzest.*

Blutung: Eine Kurzform von *Monats-* oder *Regelblutung, Menstruation.*

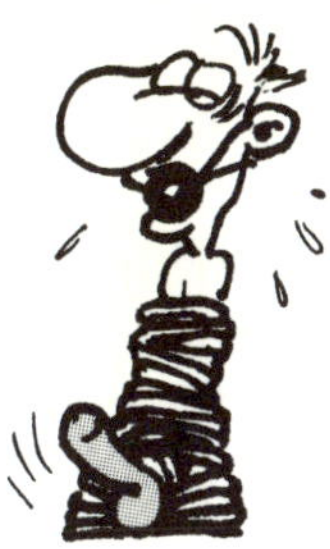

Bondage: Das englische Wort bedeutet »Fesseln«. Manchen Menschen bereitet es sexuelle Lust, mit Seilen, Ketten oder Handschellen bewegungsunfähig gemacht zu werden, oder das mit anderen zu machen. In Ordnung und *geil* ist das aber nur, wenn die Beteiligten mit dem einverstanden sind, was mit ihnen gemacht wird, und Spaß daran haben.

Bordell: Der Arbeitsplatz von *Prostituierten.* Eine etwas altmodische Bezeichnung ist *Freudenhaus,* oft sagt man auch *Puff* dazu. In einer Wohnung oder einem ganzen Haus sind mehrere Räume, in denen überwiegend Frauen, gelegentlich aber auch Männer, den Besuchern *Sex* gegen Bezahlung anbieten.

Brunst: Der Begriff wird für die Paarungszeit bei Tieren verwendet. Viele Säugetiere in der Natur sind nur zu einer bestimmten Zeit des Jahres sexuell erregbar.

Auf Menschen bezogen gebraucht man das Wort manchmal ironisch, wenn man *Geil*heit meint.

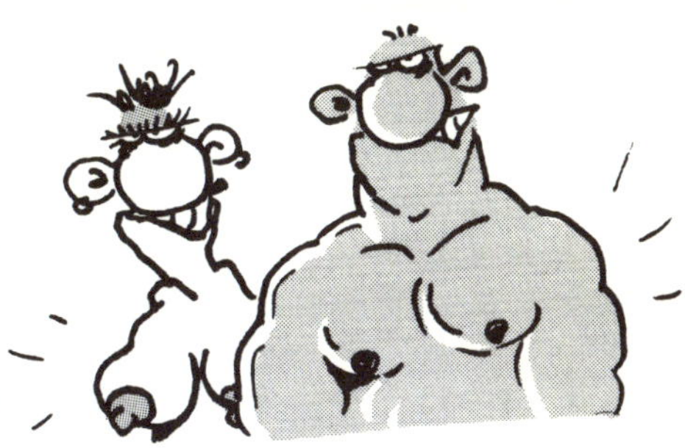

Brust: Bei Mädchen entwickeln sich in der *Pubertät* aus der bis dahin flachen Brust die Brüste, auch *Busen* oder etwas abwertend *Titten* genannt. Angeregt durch das weibliche *Geschlechtshormon,* bilden sich *Drüsen* für die Milchproduktion, und es wird Fett eingelagert. Während der *Schwangerschaft* vergrößern sich die Brustdrüsen, und nach der *Geburt* entsteht in ihnen die Muttermilch.

Größe und Form der Brüste werden vererbt. Sie sind davon abhängig, wieviel Fettgewebe sich bildet.

Über die Schönheit von Brüsten gibt es recht unterschiedliche Vorstellungen. Manche Frauen finden ihren Busen zu klein, und einige lassen ihn sogar künstlich vergrößern. Andere gefallen sich nicht, weil sie ihre Brüste zu groß finden, und überlegen vielleicht, sie mit einer Operation verkleinern zu lassen.

Doch auch für Männer spielt dieser Teil des Körpers oft ein wichtige Rolle. Deshalb trainieren viele beim Bodybuilding ihre Brustmuskeln, weil es als besonders männlich gilt, einen breiten, kräftigen Brustkorb zu haben.

Brustwarze: Die Spitzen der Brüste bei Frauen und Männern. Sie gehören zu den *erogenen Zonen* und können bei *Erregung* anschwellen und fest werden.

Büstenhalter: Ein Kleidungsstück für die Frau, das den *Brüsten* Halt gibt und manchmal auch dazu dient, sie zu formen. Meistens sagt man abgekürzt *BH* dazu.

Bumsen: Ein anderes Wort für *Geschlechtsverkehr*, *ficken*, *vögeln*, *miteinander schlafen*.

Busen: Die beiden *Brüste* der Frau zusammen nennt man heute meistens Busen. Eigentlich bedeutet das Wort »Vertiefung« und meinte wohl ursprünglich die Spalte zwischen den Brüsten.

Callgirl/-boy: Weibliche bzw. männliche *Prostituierte*, die telefonisch bestellt werden können. Sie treffen ihre *Freier* dann zu Hause oder im Hotel oder empfangen sie im eigenen Appartement. Sie gelten oft als »bessere« *Huren* bzw. *Stricher*, weil sie sich mehr Zeit für ihre Kunden nehmen und teurer sind. Versteckte Angebote und Telefonnummern finden sich häufig in Zeitungen unter den *Kontaktanzeigen.*

Casanova: Ein Italiener, der im 18. Jahrhundert lebte und ein Buch geschrieben hat, in dem er sehr offen über seine Liebesabenteuer berichtet. Er hat viele Frauen geliebt und ist keiner treu geblieben.

Deshalb bezeichnet man heute einen Mann, der möglichst viele Frauen verführen will, als Casanova.

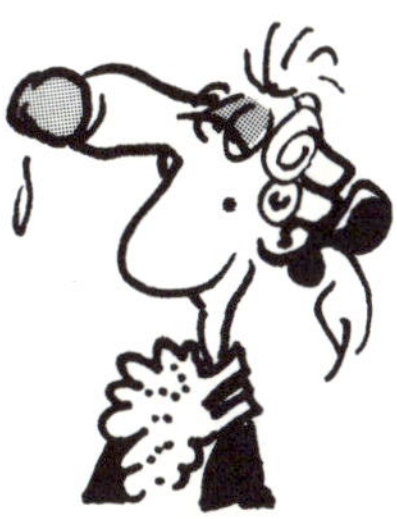

Chemische Verhütungsmittel: Bestimmte Chemikalien töten *Samenzellen* oder machen sie bewegungsunfähig, wenn sie mit ihnen in Berührung kommen. In Form von Zäpfchen, Cremes oder Schaum können diese Stoffe in die *Scheide* gebracht werden. Damit soll verhindert werden, daß die *Spermien* überhaupt bis in die *Gebärmutter* gelangen, um eine *Eizelle* zu befruchten. Leider funktioniert das oft nicht hundertprozentig, und wenn ein paar Samen überleben, können sie eine ungewollte *Schwangerschaft* verursachen. Sicher sind nur spermienabtötende Mittel, die zusammen mit dem *Scheidenpessar* oder der *Portiokappe* verwendet werden.

Chlamydien-Infektion: Eine *sexuell übertragbare Krankheit.* Die winzigen bakterienähnlichen Lebewesen verursachen eine Entzündung in der Harnröhre, die sich auf die *Geschlechtsorgane* ausbreiten und zu *Unfruchtbarkeit* führen kann. Wenn es beim Pinkeln brennt oder weh tut, sollte man sofort zum Arzt gehen und sich untersuchen lassen. Die Krankheit kann mit Antibiotika geheilt werden.

Christopher-Street-Day: »Feiertag« der *Schwulen* und *Lesben.* Ende Juni 1969 haben sich in der Christopher Street in New York zum ersten Mal Schwule gegen Polizisten gewehrt, die eine ihrer Bars durchsuchen und die Personalien der Gäste feststellen wollten. Es gab Krawalle auf der Straße, die mehrere Tage dauerten. Für viele Schwule und Lesben war dieses Ereignis ein Zeichen, daß sie sich nicht länger alles gefallen lassen müssen, nur weil sie anders lieben als die Mehrheit. Sie begannen sich zu organisieren und gegen ihre *Diskriminierung* zu kämpfen. Seitdem wird der Tag jedes Jahr am letzten Juniwochenende auf der ganzen Welt mit Demonstrationen, Umzügen und Straßenfesten gefeiert.

Chromosomen: Ein biologisches Fremdwort für die winzigen fadenförmigen Gebilde, die in jedem Zellkern vorhanden sind und die gesamten *Erbanlagen* eines Lebewesens enthalten.

Cockring: Die englische Bezeichnung für ein Sex-Hilfsmittel. Auf deutsch würde man *Schwanzring* dazu sagen. Es ist ein Ring aus Metall, Leder oder Gummi, der über *Glied* und *Hodensack* gezogen wird. Wenn er eng genug sitzt, kann das Blut aus den *Schwellkörpern* nicht so schnell zurückfließen, und der *Penis* bleibt länger steif.

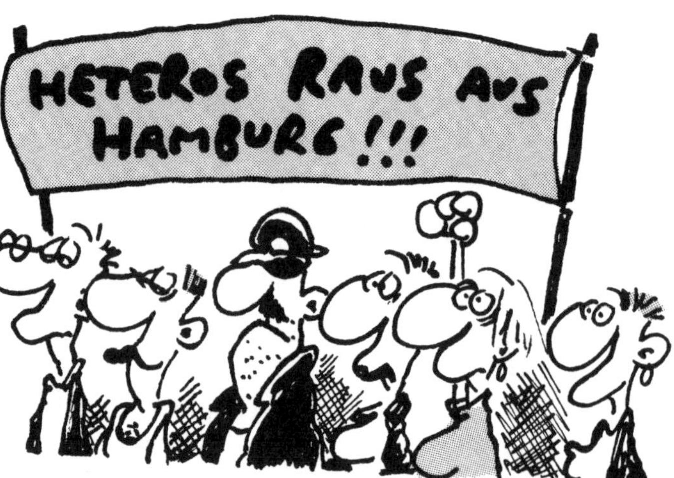

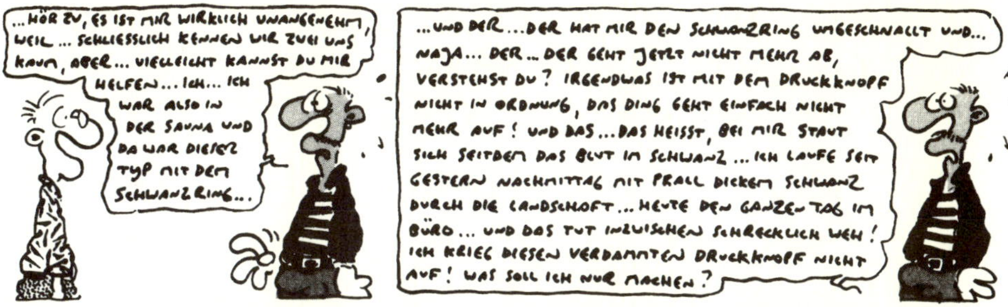
...HÖR ZU, ES IST MIR WIRKLICH UNANGENEHM, WEIL ... SCHLIESSLICH KENNEN WIR ZWEI UNS KAUM, ABER... VIELLEICHT KANNST DU MIR HELFEN... ICH... ICH WAR ALSO IN DER SAUNA UND DA WAR DIESER TYP MIT DEM SCHWANZRING...
...UND DER...DER HAT MIR DEN SCHWANZRING UMGESCHNALLT UND... NAJA... DER... DER GEHT JETZT NICHT MEHR AB, VERSTEHST DU? IRGENDWAS IST MIT DEM DRUCKKNOPF NICHT IN ORDNUNG, DAS DING GEHT EINFACH NICHT MEHR AUF! UND DAS...DAS HEISST, BEI MIR STAUT SICH SEITDEM DAS BLUT IM SCHWANZ ... ICH LAUFE SEIT GESTERN NACHMITTAG MIT PRALL DICKEM SCHWANZ DURCH DIE LANDSCHAFT... HEUTE DEN GANZEN TAG IM BÜRO... UND DAS TUT INZWISCHEN SCHRECKLICH WEH! ICH KRIEG DIESEN VERDAMMTEN DRUCKKNOPF NICHT AUF! WAS SOLL ICH NUR MACHEN?

Coitus: (auch *Koitus* geschrieben) Ein medizinisches Fremdwort für *Geschlechtsverkehr.*

Coitus interruptus: Fremdwort für das sogenannte *Aufpassen.* Heißt wörtlich übersetzt »unterbrochener *Geschlechtsverkehr«.*

Coming out: Bedeutet auf deutsch »herauskommen«. Gemeint ist die Zeit, in der ein Mensch spürt, daß er sich von Menschen des gleichen Geschlechts sexuell angezogen fühlt, und lernt, die Erkenntnis, *schwul* oder *lesbisch* zu sein, für sich selbst und vor anderen zuzulassen.

Weil die meisten Menschen auf diesem Weg Hilfe und Unterstützung brauchen, gibt es in vielen gößeren Städten Coming-out-Gruppen. Dort kann man Menschen treffen, die in der gleichen Situation sind. Oft ist es schon eine große Erleichterung, zu erfahren, »ich bin nicht allein mit meinem Anderssein, andere fühlen genauso, ich kann lesbisch bzw. schwul sein und glücklich damit werden«.

Den Kontakt zu einer Coming-out-Gruppe kann man z.B. durch einen Anruf bei einem *Rosa Telefon,* einem Schwulen- und Lesbenzentrum oder einer *Beratungsstelle* von *Pro Familia* oder der *AIDS-Hilfe* herstellen.

Außerdem kann man in Frauen- und Schwulen-Buchläden meistens Informationen bekommen. Oder man sucht in einem ganz normalen Buchladen nach dem Taschenbuch »Schwul – na und?« von Thomas Grossmann, dort sind auch Kontaktadressen abgedruckt.

Condomerie: Ein Spezialgeschäft für *Kondome* mit besonders großer Auswahl an Farben, Formen und Geschmacksrichtungen. Hier bekommt man oft auch In-

Coming out

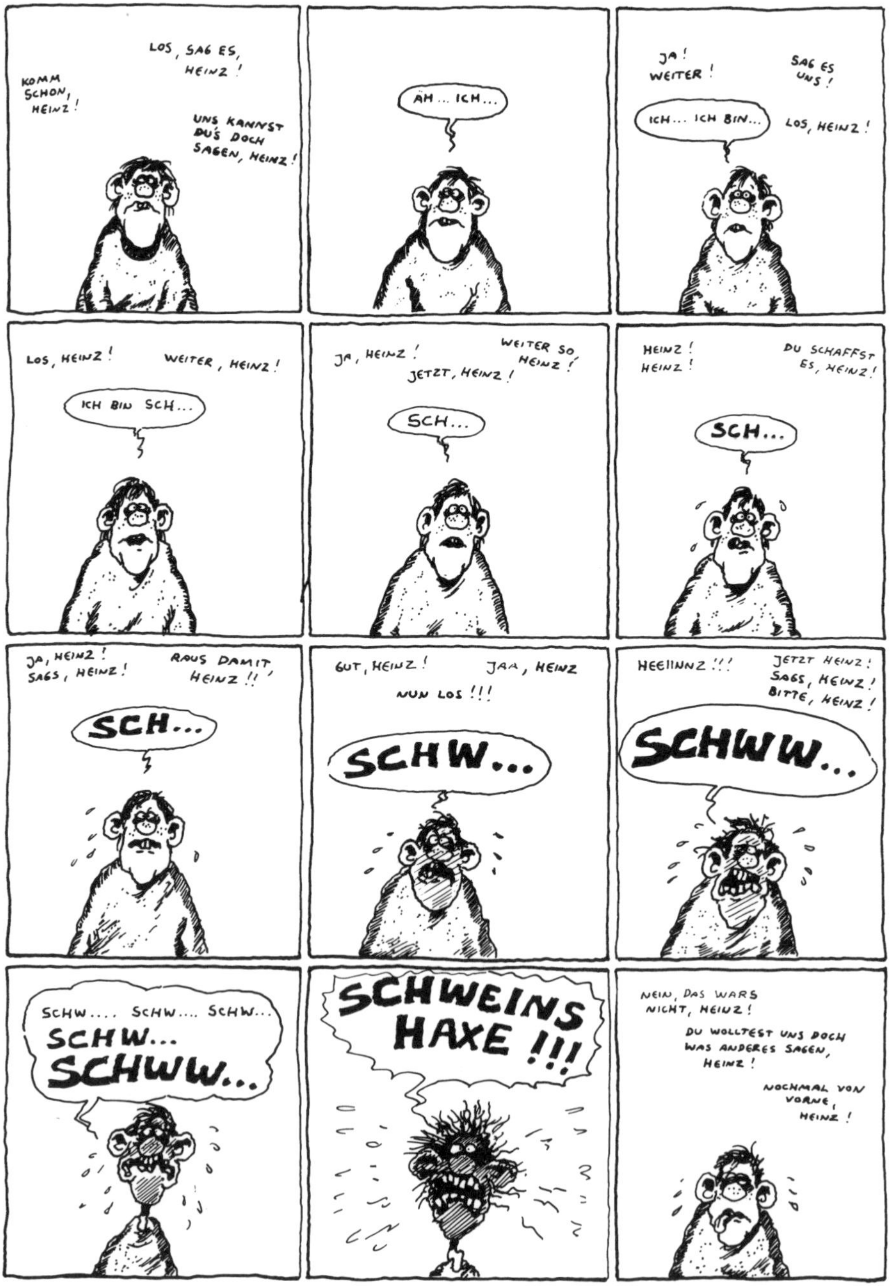

KOMM SCHON, HEINZ!
LOS, SAG ES, HEINZ!
UNS KANNST DU'S DOCH SAGEN, HEINZ!
ÄH ... ICH ...
JA! WEITER!
SAG ES UNS!
ICH... ICH BIN...
LOS, HEINZ!
LOS, HEINZ!
WEITER, HEINZ!
ICH BIN SCH...
JA, HEINZ!
WEITER SO HEINZ!
JETZT, HEINZ!
SCH...
HEINZ! HEINZ!
DU SCHAFFST ES, HEINZ!
SCH...
JA, HEINZ! SAGS, HEINZ!
RAUS DAMIT, HEINZ!!
SCH...
GUT, HEINZ!
JAA, HEINZ
NUN LOS!!!
SCHW...
HEEIINNZ!!!
JETZT HEINZ! SAGS, HEINZ! BITTE, HEINZ!
SCHWWW...
SCHW.... SCHW.... SCHW... SCHW... SCHWW...
SCHWEINS HAXE!!!
NEIN, DAS WARS NICHT, HEINZ!
DU WOLLTEST UNS DOCH WAS ANDERES SAGEN, HEINZ!
NOCHMAL VON VORNE, HEINZ!

formationsmaterial zu *Verhütung* und *AIDS*, *Gleitmittel*, Scherzartikel (z.B. Kondomhütchen, Leuchtkondome) und *Sexspielzeuge* (Kondome mit Noppen). Vorsicht: Nicht alles, was wie ein Kondom aussieht, ist auch ein sicheres Verhütungsmittel.

Cowper-Drüsen: Zwei kleine Organe im männlichen Körper, die zusammen mit der *Vorsteherdrüse* (auch *Prostata* genannt) die *Samenflüssigkeit* produzieren.

Cunnilingus: Ein Fremdwort für *Sex* mit dem Mund an den *Geschlechtsorganen* der Frau. Dabei werden die *Venuslippen* der *Scheide* geküßt und geleckt. Der *Kitzler* kann mit den Lippen oder der Zunge bis zum *Orgasmus* gereizt werden.

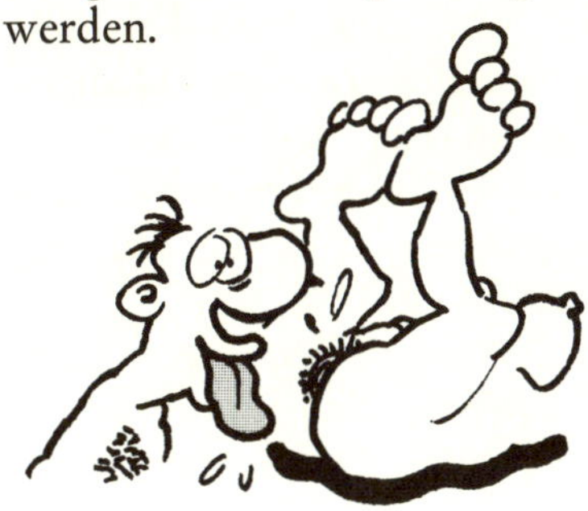

Dating: Ein englischer Begriff, der auch in Deutschland seit einiger Zeit benutzt wird. Ein »date« ist eine Verabredung. In Amerika bedeutet das Wort ungefähr das gleiche wie »miteinander gehen« oder »zusammen sein«, also eine feste Freundin bzw. einen festen Freund haben.

Bei uns sagt man mittlerweile oft »date«, wenn man ein *Rendezvous* meint, weil viele den englischen Ausdruck »cooler« finden. Nervös ist man wahrscheinlich trotzdem dabei, und romantisch werden darf es dann meist auch.

Defloration: Ein medizinisches Fremdwort für *Entjungferung*.

Diaphragma: Ein *Verhütungsmittel* für die Frau. Es wird auch *Scheidenpessar* genannt. Es ist eine dünne Gummikappe, die über einen elastischen Ring gespannt ist. Sie wird mit einer samenabtötenden Creme bestrichen und, bevor man miteinander schläft, in die *Scheide* eingesetzt. Das kann man schon ein oder zwei Stunden vorher machen. Das Gummi verschließt den *Muttermund* für die *Samen*, die von der Creme zusätzlich bewegungsunfähig gemacht werden. So werden sie daran gehindert, in die *Gebärmutter* zu gelangen und eine *Eizelle* zu befruchten.

Nachdem man miteinander geschlafen hat, muß es noch sechs Stunden in der Scheide bleiben, um sicher zu sein, daß alle Samen abgetötet sind. Wenn man innerhalb dieser Zeit ein zweites Mal *vögeln* will, muß man noch mal etwas Creme in die Scheide einführen.

Nach dem Heraussnehmen wird das Diaphragma abgewaschen und in einer kleinen Dose aufbewahrt. Man kann es ca. drei Jahre benutzen.

Weil die Größe der Scheide bei jeder Frau unterschiedlich ist, muß das Diaphragma von einer/-em *Frauenärztin/Frauenarzt* angepaßt werden. Damit es immer richtig sitzt, muß die Frau zuerst das Einführen und Überprüfen ein bißchen üben. Dann ist es aber ein sehr sicheres Verhütungsmittel ohne schädliche Nebenwirkungen. Weder die Frau noch der Mann spüren es, wenn sie miteinander schlafen.

Außer bei Frauenärztinnen können Frauen ein Diaphragma auch bei *Pro Familia* bekommen.

Dick: Ein Wort für *Glied* aus der englischen Umgangssprache. Die

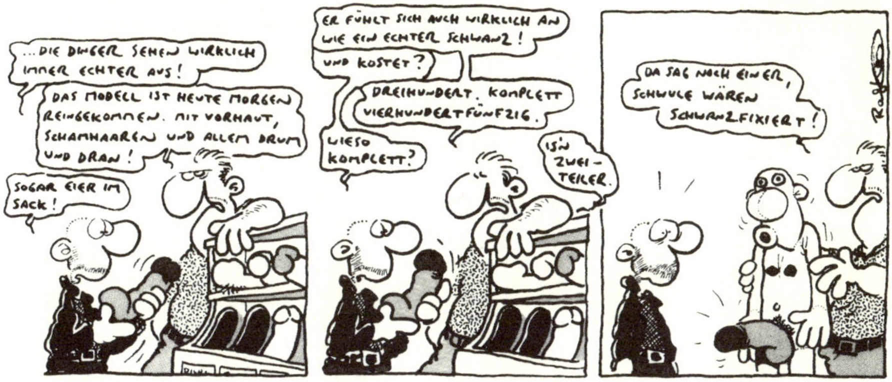
...DIE DINGER SEHEN WIRKLICH IMMER ECHTER AUS!
DAS MODELL IST HEUTE MORGEN REINGEKOMMEN. MIT VORHAUT, SCHAMHAAREN UND ALLEM DRUM UND DRAN!
SOGAR EIER IM SACK!
ER FÜHLT SICH AUCH WIRKLICH AN WIE EIN ECHTER SCHWANZ!
UND KOSTET?
DREIHUNDERT. KOMPLETT VIERHUNDERTFÜNFZIG.
WIESO KOMPLETT?
IS'N ZWEI-TEILER.
DA SAG NOCH EINER, SCHWULE WÄREN SCHWANZFIXIERT!

beste deutsche Übersetzung ist wahrscheinlich *Pimmel.*

Dildo: Nachbildung eines *Penis* aus Gummi, Plastik oder Holz. Er kann als *Sex-Spielzeug* benutzt werden.

Dirne: Eine altmodische Bezeichnung für *Prostituierte.*

Dirty talk: Der englische Begriff bedeutet »schmutzig reden«. Gemeint ist, Spaß daran zu haben und es sexuell erregend zu finden, »versaute Sachen« zu sagen oder von jemandem zu hören. Zum Beispiel kann es sehr aufregend und anmachend sein, sich Dinge ins Ohr zu flüstern, die in der Öffentlichkeit als *unanständig* gelten. Wichtig ist dabei nur, daß niemand belästigt oder beleidigt wird. Gerade wenn es um *Sexualität* geht, mögen viele Menschen lieber eine vorsichtige Sprache. Man sollte sich also schon ein bißchen kennen, um es auszuprobieren. Dann kann es ein tolles Spiel sein, gemeinsam eine *geile* Sprache zu erfinden.

Diskriminierung: Wenn Menschen, die auf irgendeine Art anders sind, als es ihre Umgebung gerade gut und richtig findet, von anderen benachteiligt oder zurückgesetzt werden, nennt man das diskriminieren. Im Prinzip

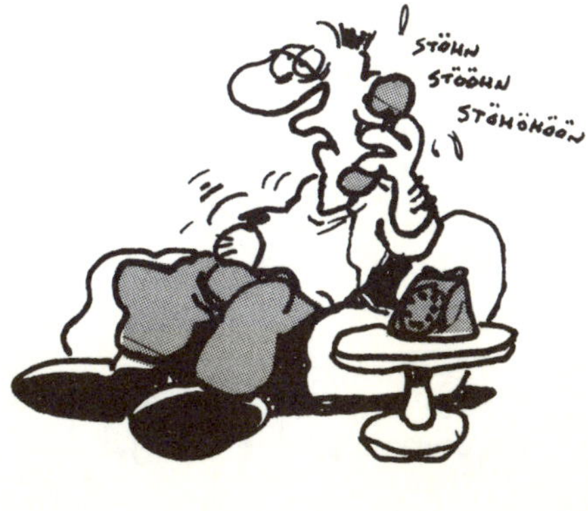
STÖHN
STÖÖHN
STÖHÖHÖÖN

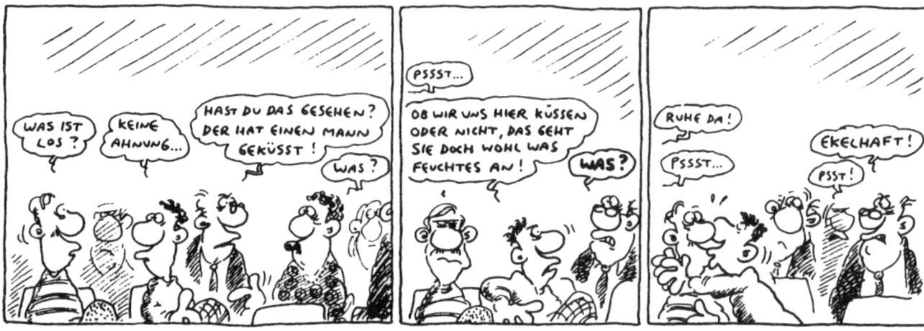
WAS IST LOS?
KEINE AHNUNG...
HAST DU DAS GESEHEN? DER HAT EINEN MANN GEKÜSST!
WAS?
PSSST...
OB WIR UNS HIER KÜSSEN ODER NICHT, DAS GEHT SIE DOCH WOHL WAS FEUCHTES AN!
WAS?
RUHE DA!
PSSST...
EKELHAFT!
PSST!

kann also jeder mal in die Lage geraten, diese unangenehme Erfahrung zu machen.

Wegen ihrer *Sexualität* diskriminiert zu werden erleben *Lesben* und *Schwule* besonders häufig. Manchmal ist es nur ein böser Blick oder eine blöde Bemerkung, es passiert aber auch, daß jemand seine Arbeit verliert, weil der Chef von der *Homosexualität* des Mitarbeiters erfahren hat.

Dödel: Ein anderes Wort für *Glied*, *Penis*, *Schwanz*, *Pimmel* usw.

Doktorspiele: Man bezeichnet damit alle Spiele, bei denen Kinder gegenseitig ihre Körper entdekken und manchmal dabei erste Erfahrungen mit *Lust* und *Sexualität* machen.

Don Juan: Eine Figur aus einem Theaterstück des 17. Jahrhunderts, das es auch als Oper von Mozart gibt. Don Juan macht darin viele Frauen unglücklich, indem er ständig neue Liebesabenteuer anfängt. Er liebt die Frauen aber nicht wirklich, sondern benutzt sie nur, um sich zu beweisen, daß er ein ganz toller Kerl ist, der jede »rumkriegt«.

Heute nennt man manchmal Männer so, die mit vielen »Bettgeschichten« zeigen wollen, wie männlich sie sind.

Domina: Die Bezeichnung ist von dem Wort »dominant« abgeleitet, das »beherrschend« oder »bestimmend« bedeutet. Eine Domina ist in der Regel eine *Prostituierte*, zu der Männer gehen, die es erregend finden, wenn beim *Sex* eine Frau über sie bestimmt und ihnen zum Beispiel Befehle gibt oder sie fesselt.

Dreier: Meist sagt man »flotter Dreier« und meint damit *Sex* machen zu dritt.

Dreimonatsspritze: Ein *Verhütungsmittel*, das alle drei Monate gespritzt werden muß. Dabei werden *Hormone*, wie sie auch in der *Pille* enthalten sind, im Körper gespeichert. Die Spritze ist aber viel schädlicher für die Gesundheit als die Pille, weil von dem Medikament, das eine Frau sonst nur in kleinen Mengen als Tabletten einnimmt, eine große Menge auf einmal in den Körper gelangt.

Normalerweise bekommen diese Verhütungsspritzen deshalb nur Frauen, die aus irgendwelchen Gründen die Pille nicht nehmen und auch kein anderes Verhütungsmittel benutzen können.

Drüsen: Organe im Körper, die bestimmte Stoffe oder Flüssigkeiten produzieren, von denen manche ausgeschieden werden, wie zum Beispiel Speichel, Tränen, *Samen*flüssigkeit, Schweiß oder Milch. Außerdem gibt es aber auch viele Drüsen, die in das Blut sogenannte *Hormone* abgeben. Durch diese chemischen Substanzen werden viele Vorgänge im Körper angeregt und reguliert.

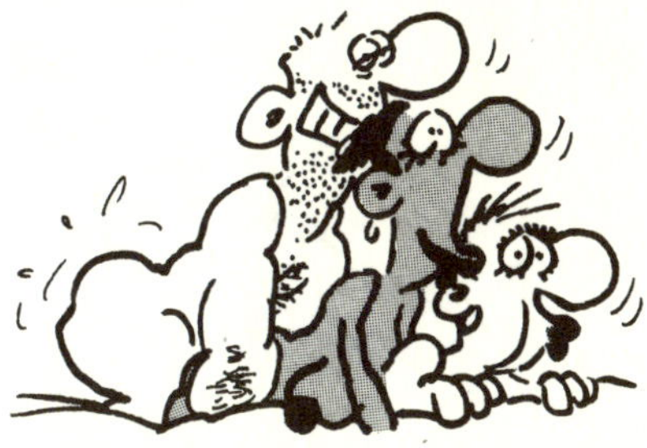

Zuständig für *Sexualiät* und Fortpflanzung sind die *Hirnanhangdrüse* und die *Hoden* bzw. *Eierstöcke*, die man auch als *Keimdrüsen* bezeichnet.

Duftstoffe: Alles, was wir riechen können, sind Duftstoffe. Meistens denken wir bei dem Wort allerdings an Gerüche, die wir angenehm finden.

Auch im Zusammenhang mit Liebe und *Sexualität* spielt der Geruchssinn eine wichtige Rolle. Zum Beispiel sagen wir nicht zufällig, daß wir jemanden, den wir mögen, »gut riechen können«. Beziehungsweise, daß uns jemand »stinkt«, wenn wir ihn nicht leiden können.

Bei Tieren spielen Düfte eine große Rolle als Lockstoffe, damit es zur *Paarung* kommt. Aber auch Menschen können von Gerüchen sexuell erregt werden. Es funktioniert nur nicht so einfach und direkt wie bei Tieren. Der Körpergeruch eines Menschen,

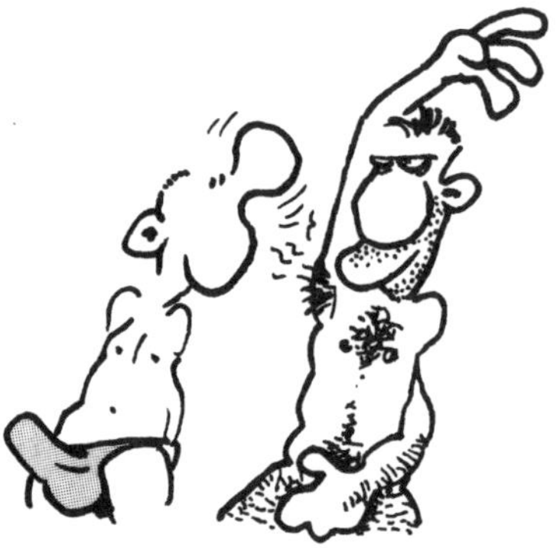

den man liebt, kann total anmachend sein. Wenn man sich nicht mehr versteht, wirkt derselbe Duft dann aber vielleicht nur noch abstoßend.

Viele Parfüm-Hersteller tun in ihrer Werbung so, als müßte man nur ihren Duft tragen, und alle Männer oder Frauen liegen einem sofort zu Füßen. Eine Erfolgsgarantie bekommt man damit natürlich nicht...

Ei: Die weibliche *Eizelle* wird oft auch einfach als Ei bezeichnet.

Andererseits nennen viele Jungen ihre *Hoden* auch Eier, weil sie so ähnlich geformt sind.

Eichel: Die Spitze des *Penis*. Sie ist die empfindlichste Stelle am Körper des Mannes.

Eierstöcke: Die Organe im Körper der Frau, in denen sich die *Eizellen* befinden. Schon bei der *Geburt* sind in jedem der beiden Eierstöcke ungefähr 200.000 Eizellen vorbereitet. Mit Beginn der *Pubertät* reift einmal pro *Zyklus* ein *Ei* heran und springt in den *Eileiter*, wo es befruchtet werden könnte. Ein *Eisprung* findet im Leben einer Frau etwa drei- bis vierhundertmal statt.

Eifersucht: Ein schwer zu beschreibendes und noch schwieriger zu erklärendes Gefühlsgemisch. Eifersucht kann zum Beispiel sein: *Angst* haben, den Freund oder die Freundin zu verlieren, und deshalb wütend und traurig zugleich sein. Oder neidisch sein auf Freunde oder Freundinnen, weil sie toller aussehen, besser ankommen, mehr Spaß haben usw.

Eifersucht hat etwas zu tun mit dem eigenen Selbstbewußtsein und dem Vertrauen, das man zu den Menschen hat, die einem nahestehen. Wer immer daran zweifelt, daß er liebenswert ist, wird gegenüber anderen immer mißtrauisch sein und nicht glauben können, daß sie wirklich zu einem stehen.

Ein bißchen eifersüchtig ist jeder ab und zu. Zu spüren, daß die Freundin oder der Freund eifersüchtig ist, kann außerdem auch schön sein, weil man daran merkt, wie wichtig man ist.

Andererseits kann zuviel Eifersucht die *Liebe* kaputt machen. Nichts mehr tun zu können, ohne mißtrauisch beobachtet oder ausgefragt zu werden, hält auf die Dauer keiner aus. Umgekehrt macht die ständige Angst, betrogen oder verlassen zu werden, auch nicht gerade glücklich.

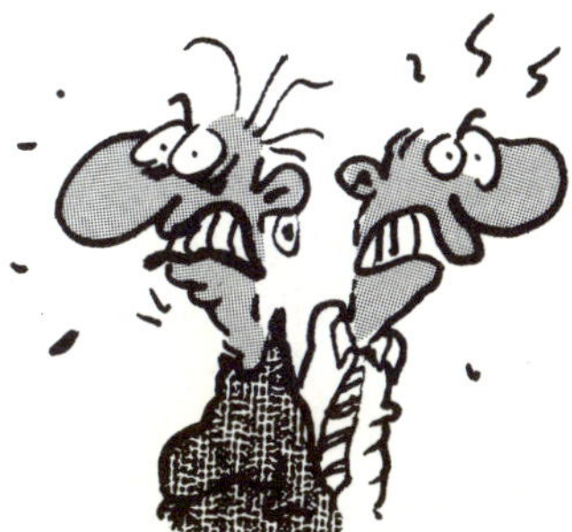

Für viele ist Eifersucht etwas, das man anderen gegenüber nicht gerne zugibt und lieber in sich hineinfrißt. Doch oft ist miteinander reden die beste Medizin, wenn man krank vor Eifersucht ist. Manchmal braucht es vielleicht auch einen richtig heftigen Streit zur Klärung. Um verletzte Gefühle abzureagieren, darf dann auch schon mal eine Tasse an die Wand (bitte nicht an den Kopf) fliegen. Nach so einem Eifersuchts-Gewitter kann - wie so oft nach einem Streit - die Versöhnung besonders schön werden.

Eileiter: Zwei schlauchförmige Gänge, die vom oberen Ende der *Gebärmutter* zu den *Eierstöcken* führen, wo sie sich wie Trichter vergrößern. Diese Trichter fangen beim *Eisprung* die befruchtungsfähige *Eizelle* auf und leiten sie in die Gebärmutter. Das dauert ungefähr vier Tage. Das Ei kann nur im Eileiter befruchtet werden, und auch nur in den ersten 24 Stunden nach dem Eisprung.

Eileiterschwangerschaft: Eine seltene Komplikation bei der *Schwangerschaft*, die man auch als *Bauchhöhlenschwangerschaft* bezeichnet. Eine befruchtete *Eizelle* wandert nicht bis in die *Gebärmutter*, sondern bleibt im *Eileiter* hängen und beginnt sich dort zu einem *Embryo* zu entwickeln. Daraus kann sich normalerweise kein lebendes Kind entwickeln. Wenn der Embryo nicht schnell von selber wieder abstirbt, muß eine solche Schwangerschaft operativ abgebrochen werden, weil sie sonst für die Frau lebensgefährlich wird.

Eisprung: Der Moment, wenn eine reife *Eizelle* aus dem *Eierstock* in den *Eileiter* gelangt.

Eizelle: Die weiblichen Geschlechtszellen, die gebraucht werden, um ein Kind zu zeugen. Im Körper einer Frau, in den *Eierstöcken*, sind von Geburt an ungefähr 400.000 Eizellen. Es sind die größten menschlichen Körperzellen, man könnte sie mit bloßem Auge sehen, weil sie mit ca. 0,12 Millimetern ungefähr so groß sind wie eine Stecknadelspitze.

Ejakulat: Medizinischer Fachausdruck für die Menge *Samenflüssigkeit*, die bei einem Erguß herauskommt

Ejakulation: Medizinischer Fachausdruck für *Samenerguß*.

Ejakulatio praecox: Medizinische Bezeichnung für vorzeitigen *Samenerguß.* Weil sich bei Männern die sexuelle *Erregung* meistens schneller aufbaut als bei Frauen, kann es sein, daß der Mann auch früher kommt. Es gibt aber keine Regel, die vorschreibt, wie lange es dauern muß bis zum *Orgasmus,* und auch nicht, daß ihn beide gleichzeitig erleben müssen. Auch nach dem Höhepunkt kann man weiter schmusen und Spaß miteinander haben.

Wenn ein Mann ständig das Gefühl hat, daß er zu früh kommt und er darunter leidet, kann er zu einer Sexualberatung, z. B. zu *Pro Familia,* gehen. Oft läßt sich das Problem mit psychologischer Hilfe bessern.

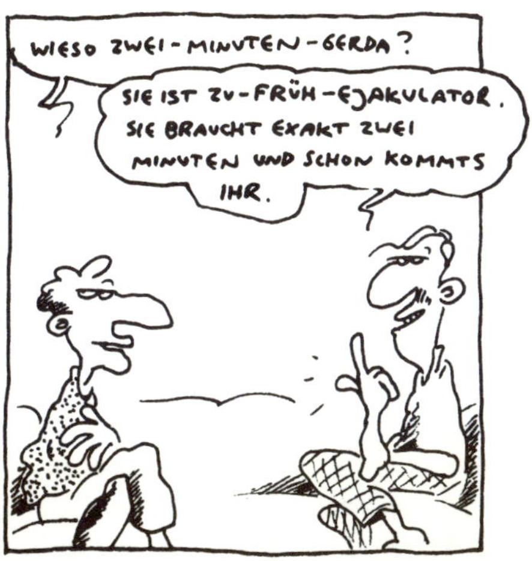
WIESO ZWEI-MINUTEN-GERDA?
SIE IST ZU-FRÜH-EJAKULATOR. SIE BRAUCHT EXAKT ZWEI MINUTEN UND SCHON KOMMTS IHR.

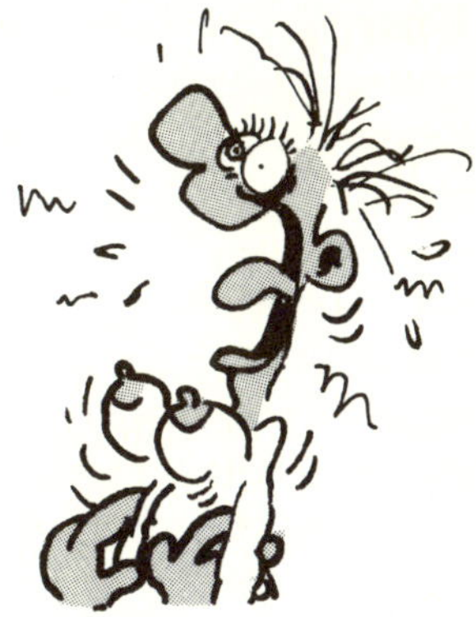

Ekstase: Ein Zustand, in dem ein Mensch so berauscht ist, daß er nicht mehr darüber nachdenkt, was er tut. Man ist nicht mehr vernünftig, sondern handelt einfach nach seiner *Lust.* Bei einem besonders tollen sexuellen Erlebnis kann man in Ekstase geraten. Dann fühlt man sich wie in einem Rausch und vergißt für den Moment den Rest der Welt. Das kann eine wunderbare Erfahrung sein, vielen Menschen macht es aber auch *angst.* Sie befürchten, daß sie die Kontrolle über sich selbst nicht wiederfinden und verrückt werden könnten. Wenn dieser Zustand nicht durch Drogen verursacht wurde, kann das allerdings gar nicht passieren.

ELISA-Test: Der Name einer Labormethode, die beim *AIDS-Test* verwendet wird.

Emanze: Eine abwertende Bezeichnung für eine Frau, die sich für mehr Rechte für Frauen stark macht.

Emanzipation: Ein Fremdwort, das wörtlich Befreiung von Unterdrückung und *Diskriminierung* bedeutet.

Wenn Menschen, die auf die gleiche Weise oder aus den gleichen Gründen benachteiligt werden, sich zusammentun, um für *Gleichberechtigung* zu kämpfen, nennt man das eine Emanzipationsbewegung.

Zum Beispiel fordert die Frauenbewegung, daß Mädchen und Frauen nicht aufgrund ihres *Geschlechts* weniger Rechte als Jungen und Männer haben dürfen. In der *Schwulen-* und *Lesben*bewegung arbeiten Menschen dafür, daß niemand wegen seiner sexuellen Vorlieben für das gleiche Geschlecht abgelehnt und benachteiligt wird.

Embryo: Medizinische Bezeichnung für das entstehende Kind in der *Gebärmutter* während der ersten vier Monate der *Schwangerschaft*. Danach nennt man es *Fötus*.

Empfängnis: Häufig als anderes Wort für *Befruchtung* verwendet. Gemeint ist aber der ganze Vorgang, angefangen mit dem Verschmelzen von *Eizelle* und *Samenzelle* bis zur Einnistung in die *Gebärmutterschleimhaut*.

Empfängnisfreie Tage: Die Tage im weiblichen *Zyklus*, an denen keine *Eizelle* befruchtet werden und deshalb auch keine *Schwangerschaft* entstehen kann.

Tatsächlich lebt eine Eizelle nur 24 Stunden, wenn sie nicht befruchtet wird. Danach stirbt sie ab, und erst ungefähr nach 4 Wochen springt wieder eine neue Eizelle in einen der *Eileiter*. *Samenzellen* können aber in der Gebärmutter bis zu 5 Tage überleben, und der genaue Zeitpunkt des Eisprungs ist oft nicht so eindeutig zu bestimmen. Deshalb gelten als empfängnisfreie Tage höchstens die ersten drei Tage nach der *Monatsblutung*.

Empfängnisverhütung: Alle Mittel und Methoden, mit denen man verhindern kann, daß eine *Schwangerschaft* entsteht. *Verhütungsmittel* sind das *Diaphragma* oder *Pessar*, das *Kondom*, die *Pille*, die *Spirale* und spermatötende Zäpfchen (*chemische Verhütungsmittel*). Außerdem gibt es verschiedene Methoden (*Kalender-Methode*,

Temperatur-Methode, Schleim-Struktur-Methode), wie eine Frau versuchen kann herauszufinden, an welchen Tagen sie schwanger werden kann und an welchen nicht. Zur Verhütung kann ein Paar dann nur an den unfruchtbaren Tagen miteinander schlafen.

Entbindung: Ein anderes Wort für die *Geburt* eines Kindes.

Enthaltsamkeit: Keinen *Sex* haben. Manche Menschen entscheiden sich freiwillig für ein Leben ohne Sex. Nonnen, Mönche und katholische Priester müssen das *Zölibat* einhalten. Das heißt, sie dürfen nicht heiraten und eigentlich auch keine sexuellen Beziehungen haben und keine *Selbstbefriedigung* machen.

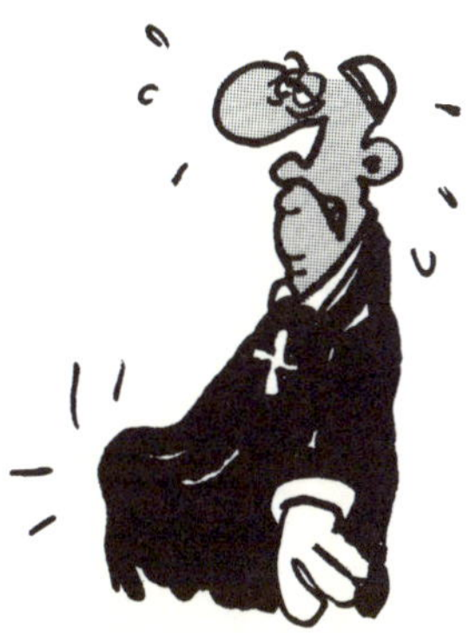

Entjungferung: Das Einreißen des *Jungfernhäutchens* beim ersten *Geschlechtsverkehr.*

Manchmal verwendet man den Ausdruck auch für »das erste Mal«, also den ersten Geschlechtsverkehr bei Mädchen und Jungen.

Entmannung: Verlust der *Hoden*, z. B. durch einen Unfall. Das Fremdwort dafür ist *Kastration.*

In früheren Jahrhunderten und anderen Kulturen wurden Männern manchmal die Hoden als Bestrafung für sexuelle Untreue abgeschnitten.

Einen Mann ohne Hoden nennt man auch *Eunuch.*

Erbanlagen: Alle Informationen über den Körper eines Menschen, z. B. *Geschlecht*, Haar-, Haut- und Augenfarbe, Rechts- oder Linkshändigkeit und vieles mehr. Sie sind in allen Zellkernen des Körpers, auch in den *Eizellen* und den *Samenzellen*, in den *Chromosomen* chemisch gespeichert. Weil bei der *Befruchtung* die Zellen von zwei Menschen zusammenkommen, werden ihre Erbanlagen gemischt, und es entsteht ein ganz neuer, einmaliger Mensch.

Erektion: Fremdwort für das Steifwerden und Aufrichten des

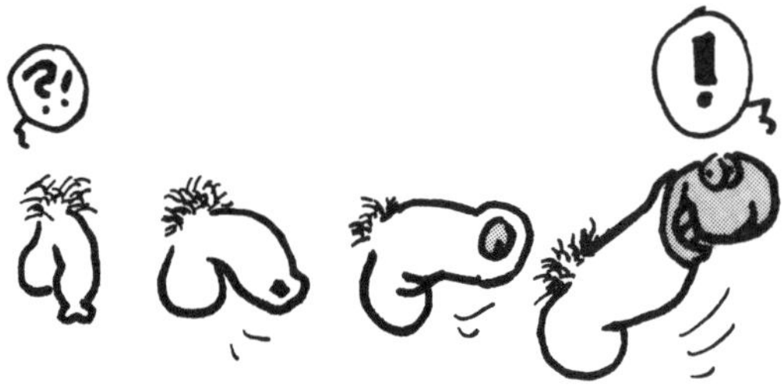

Gliedes. Die meisten Leute sagen einfach *Steifer*, *Ständer* oder *Latte* dazu.

Erogene Zonen: Das Fremdwort »erogen« bedeutet sexuell erregbar oder reizbar. Die *Geschlechtsorgane* und die *Brustwarzen* sind z.B. solche Körperstellen. Auch durch Berührungen am Mund, den Innenseiten der Oberschenkel und dem *After* kann *Lust* ausgelöst werde. Es kommt aber nicht nur darauf an, die richtigen Stellen zu finden, wenn man einen Menschen erregen will. Genauso wichtig ist, wie jemand berührt wird. Wenn empfindliche Körperstellen zu heftig angefaßt werden, tut es nur weh. Andererseits kann ein raffiniertes Finger- oder Zungenspiel aus dem ganzen Körper eine große erogene Zone machen. Deshalb ist es am besten, behutsam auszuprobieren, wo was *Lust* macht, vielleicht erst mal an sich selber.

Eros: Ursprünglich der Name des Gottes der *Liebe* bei den alten Griechen.

Heute wird das Wort im Duden auch übersetzt als »geschlechtliche Liebe«, also ein anderes Wort für *Sex.* Von Eros wurde das Wort *Erotik* abgeleitet.

Eros-Center: Eine Bezeichnung für eine Mischung aus *Sex-Shop*, *Porno*-Kino und *Bordell.*

Erotik: Wenn man rumfragt und in verschiedene Bücher schaut, stellt man fest, daß die einen bei dem Wort an *Geil*heit und *Sex* pur denken, während die anderen sich darunter Liebeskunst und Spaß an *sinnlichen* Spielen vorstellen. Wieder andere denken an kurze Röcke oder knackige Pos in engen (Leder-)Hosen oder hochhackige Schuhe oder kurz rasierte Nackenhaare.

Grundsätzlich bezeichnet man alles, was als sexuell anregend oder aufreizend empfunden wird, als erotisch. Aber nicht jeder spürt bei den gleichen Sachen dieses erregende Kribbeln, an dem man Erotik bemerkt. Phantasie und ein bißchen Mut zum Ausprobieren gehört schon dazu, wenn man herausfinden will, was auf einen anderen Menschen erotisch wirkt.

Erotomanie: Medizinisch psychologisches Fremdwort für krankhaft übersteigertes sexuelles *Verlangen.* So richtig kann allerdings keiner sagen, wieviel *Lust* man haben darf und wann es »übersteigert« ist.

Erregung: Ein besonderer körperlicher und geistiger Zustand, der durch äußere und/oder innere Reize verursacht wird. Zum Beispiel können Bilder, Gerüche oder Berührungen erregend sein, aber auch Geschichten oder bestimmte Worte. Außerdem ist es möglich, daß bestimmte Gedanken oder Phantasien jemanden *anmachen.* Sexuelle Erregung nenne viele Leute auch *geil* sein.

Ethik: Ein lateinisches Fremdwort für die Wissenschaft, die sich auf einer philosophisch-weltanschaulichen Ebene mit den allgemeinen moralischen Regeln, wie man leben und sich verhalten sollte, beschäftigt.

Auch beim *Sex* gibt es bestimmte Regeln, nach denen jeder selbst entscheiden muß, was er tun will und was nicht. Wichtig ist dabei die Verantwortung gegenüber sich selbst und anderen.

Wenn ich mich für oder gegen etwas entscheide, muß ich dafür sorgen, daß ich weder mir selbst noch jemand anderem damit schade. Das kann manchmal ganz schön schwierig sein. Wie soll ich mich verhalten, wenn ich große *Lust* auf Sex habe, meine Freundin oder mein Freund aber gerade nicht? Drängeln oder drohen, um meinen Wunsch durchzusetzen, oder verzichten, um ihren/seinen Wunsch zu respektieren? Solche Fragen muß jeder für sich immer wieder neu beantworten, weil es keine Antwort gibt, die immer gilt.

Eunuch: Bezeichnung für einen Mann, der durch *Kastration zeugungsunfähig* gemacht wurde. Das Wort kommt aus dem Lateinischen und heißt wörtlich »Betthalter« oder »Bettschützer«. Früher gab es in arabischen und asiatischen Ländern Eunuchen als *Harems*wächter, weil der Ehemann der Frauen im Harem verhindern wollte, daß sie mit irgend einem anderen Mann schlafen konnten. Funktioniert hat das allerdings meist nicht. Wenn ein Mann seine *Hoden* verliert, kann er zwar keine Kinder mehr zeugen, seine anderen sexuellen Fähigkeiten bleiben aber erhalten. Die Vorstellung, daß Eunuchen eine hohe Stimme bekommen und fett und träge werden, ist ebenso nur ein Märchen.

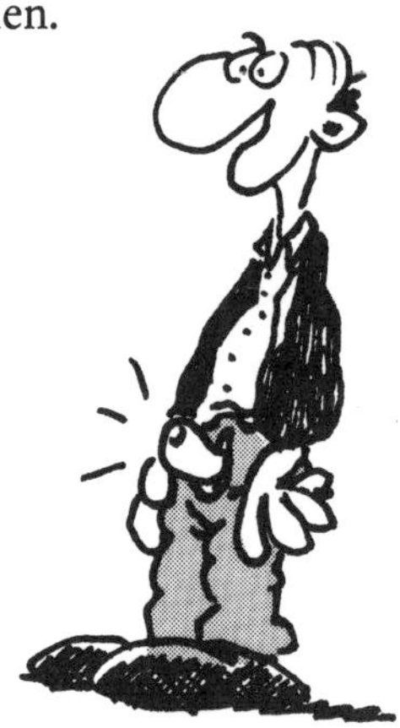

Exhibitionist: Das Wort bedeutet wörtlich »Vorzeiger«.

Man bezeichnet damit Männer, die sexuelle *Erregung* und *Befriedigung* finden, wenn sie anderen Menschen ihr *Geschlechtsorgan* zeigen und sich vor ihnen selbst befriedigen. Obwohl solche Männer als *Sexualstraftäter* behandelt werden, wenn die Polizei sie erwischt, sind sie völlig harmlos. Sie greifen niemanden an, und wenn man sich belästigt fühlt, kann man einfach wegschauen und weitergehen.

Eigentlich haben alle Menschen in bestimmten Situationen des Lebens exhibitionistische Gefühle. Zum Beispiel kann es viel *Lust* machen, von der Freundin oder dem Freund beim Ausziehen beobachtet zu werden.

Familienplanung: Darüber nachdenken, ob und wann man Kinder haben möchte, und sich informieren, wie man selber bestimmen kann, ob und wann man schwanger wird.

Frauen können lernen, ihre fruchtbaren und unfruchtbaren Tage zu bestimmen. Ein Paar kann (und sollte) sich gemeinsam überlegen, welches *Verhütungsmittel* sie benutzen wollen, wenn sie im Moment keine Kinder möchten.

Wenn man ganz sicher ist, daß man überhaupt keine Kinder oder keine weiteren Kinder will, gibt es auch die Möglichkeit, sich durch eine Operation für immer unfruchtbar machen zu lasssen, das nennt man *Sterilisation*.

Es gibt in fast allen größeren Städten *Beratungsstellen* für Familienplanung, z. B. von *Pro Familia*. Dort kann man sich *Verhütungsmittel* zeigen und erklären lassen, Informationshefte bekommen und über alles sprechen, was mit *Schwangerschaft* und *Geburt* zu tun hat.

Fehlgeburt: Wenn ein *Fötus* vor dem siebten Monat aus der *Gebärmutter* herauskommt, stirbt er, weil er noch nicht alleine leben und normalerweise auch nicht künstlich am Leben erhalten werden kann.

Wenn eine Frau ihr Kind durch eine Fehlgeburt verliert, ist das eine schlimme Erfahrung. Manche Frauen bekommen dann *Angst*, daß sie überhaupt keine Kinder bekommen können. Das muß aber nicht sein. Vielleicht müssen sie sich nur in der *Schwangerschaft* mehr schonen als andere Frauen und öfter von der Ärztin/dem Arzt kontrollieren lassen, ob sich das Kind normal entwickelt.

Feigwarzen: Eine *sexuell übertragbare Krankheit*. Durch einen Virus werden kleine Warzen an den *Geschlechtsorganen* oder am *After* verursacht. Sie sind ansteckend, können aber vom Arzt sehr einfach behandelt werden.

Fellatio: Fremdwort für *Sex* mit dem Mund an den *Geschlechtsorganen* des Mannes. Gemeint ist küssen, lecken, lutschen, saugen des *Penis*. Viele Leute sagen »jemandem einen *blasen* oder *französisch* dazu.

Feminin: Ein Fremdwort für weiblich.

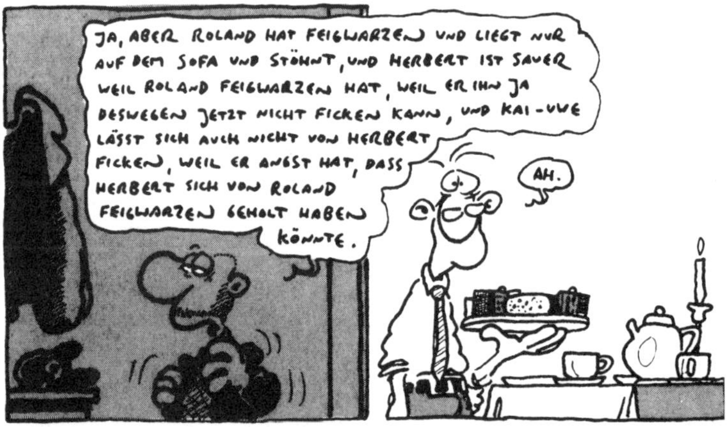
JA, ABER ROLAND HAT FEIGWARZEN UND LIEGT NUR AUF DEM SOFA UND STÖHNT, UND HERBERT IST SAUER WEIL ROLAND FEIGWARZEN HAT, WEIL ER IHN JA DESWEGEN JETZT NICHT FICKEN KANN, UND KAI-UWE LÄSST SICH AUCH NICHT VON HERBERT FICKEN, WEIL ER ANGST HAT, DASS HERBERT SICH VON ROLAND FEIGWARZEN GEHOLT HABEN KÖNNTE.
AH.

Feminismus: Ein anderes Wort für *Frauenbewegung*. Frauen, die sich zusammentun und dafür arbeiten und kämpfen, daß die Geschlechterrollen verändert und 1die Benachteiligung von Frauen gegenüber Männern beseitigt wird, nennt man Feministinnen.

Fertilität: Ein medizinisches Fremdwort für *Fruchtbarkeit* von Männern und Frauen.

Fetischist: Als Fetisch bezeichnet man Dinge, denen jemand eine besondere Bedeutung gibt, die er verehrt oder sogar anbetet. Einen Mensch, der durch bestimmte Körperteile oder Gegenstände besonders sexuell erregt wird oder sie zur *Befriedigung* unbedingt braucht, nennt man deshalb Fetischist.

Manche Leute macht Leder- oder Gummikleidung total *geil*. Die einen stehen auf lange Haare, andere finden nur kurz geschorene Köpfe super*erotisch*. Jeder hat seine eigenen Vorlieben und reagiert auf bestimmte Reize besonders stark. Von Fetischismus spricht man in der Regel, wenn solch ein spezielles Interesse von

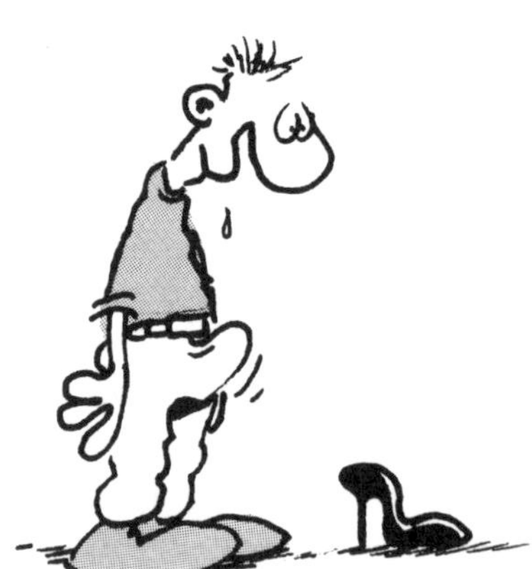

der Mehrheit nicht geteilt wird. Es ist aber deshalb keine Krankheit, auch wenn sich das Wort so anhört.

Feuchter Traum: Ein Traum mit sexuellem Inhalt, bei dem man einen *Orgasmus* hat. Die Bezeichnung kommt daher, daß Männer dabei oft auch einen *Samenerguß* haben. Das heißt aber nicht, daß Frauen nicht genauso heftige sexuelle Träume haben.

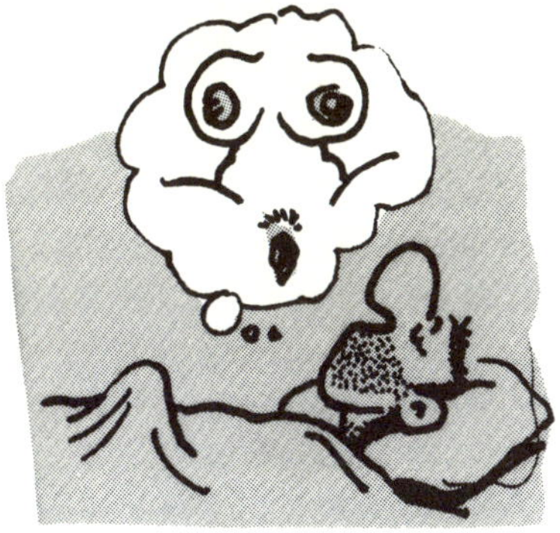

Ficken: Ein anderes Wort für *miteinander schlafen, Geschlechtsverkehr, vögeln* usw. Wenn man es in der Öffentlichkeit verwendet, reagieren viele Leute schockiert und finden es unanständig, deshalb sollte man aufpassen, wann und wo man es benutzt.

Filzläuse: Winzige Tiere, ungefähr so groß wie ein Stecknadel-

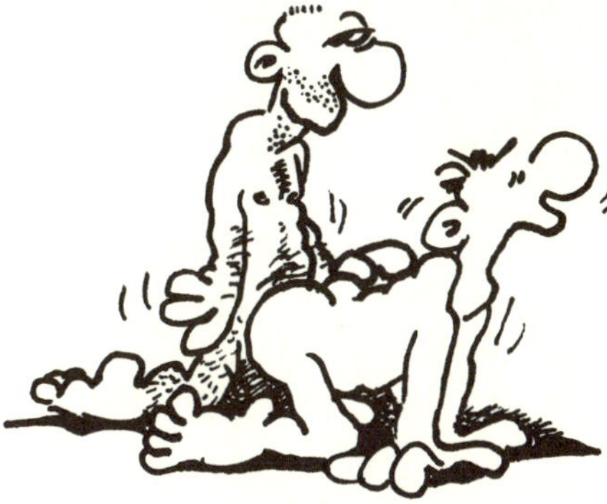

kopf, die sich an den *Schamhaaren* festsetzen. Manchmal nisten sie sich auch in den Haaren an den Oberschenkeln, am Bauch oder unter den Achseln ein. Sie legen ihre Eier dort ab und saugen Blut. Starkes Jucken an diesen Körperstellen ist ein Zeichen, daß man wahrscheinlich Filzläuse hat. Mit einem Vergrößerungsglas kann man sich schnell Gewißheit verschaffen.

Übertragen werden die Tierchen durch Körperkontakt beim Schmusen oder *Vögeln.* Sie können aber auch bis zu 24 Stunden in Kleidungsstücken, Bett- und Handtüchern überleben und von dort zu jemand anderem gelangen.

Um sie wieder loszuwerden, kann man sich ohne Rezept ein Mittel in der Apotheke holen. Damit muß man die Haare, in denen sie sich befinden, ein paar Tage lang einschmieren.

Außerdem sollte man fairerweise den Freund bzw. die Freundin informieren. Am besten macht man die Behandlung gleich gemeinsam, um sicher zu sein, daß die ungebetenen Besucher nicht immer von einem zum anderen wandern.

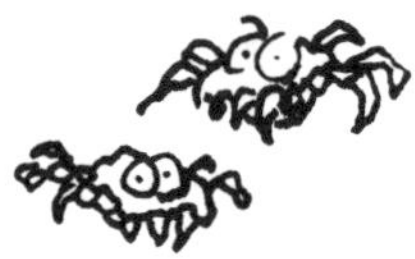

Fistfuck: Ein englisches Wort, das auf deutsch »Faustfick« bedeutet. Die Faust wird dabei in die *Scheide* oder den *After* der Partnerin oder des Partners geschoben. Einige Menschen mögen diese Art *Sex*, weil sie dabei ihren Partner besonders heftig in sich spüren können.

Flag: Eine Abkürzung für »Flagellantismus«. Das Fremdwort bedeutet, *Lust* geschlagen oder ausgepeitscht zu werden. Es gibt Menschen, für die es sehr erregend ist, sich beim *Sex* schlagen zu lassen, weil die Schmerzen ihre Lust steigern.

Zwar gibt es viele Leute, die solche *SM*-Sexspiele *abnorm* finden, aber solange niemand geschädigt wird und es freiwillig geschieht, sollte es eigentlich für niemanden ein Problem sein.

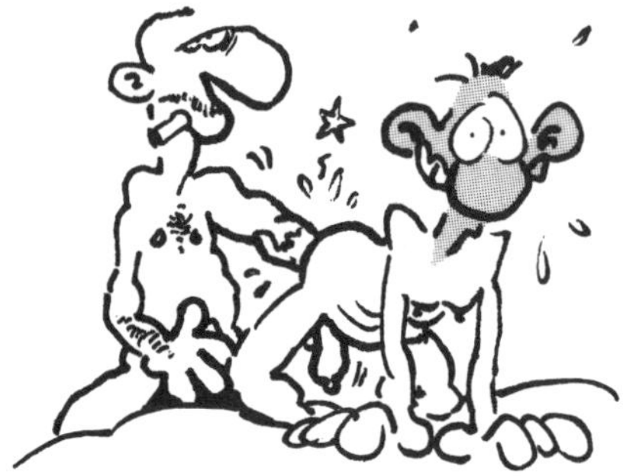

Fleischeslust: Ein altmodisches Wort für *Erregung* oder *geil* sein.

Flirt: Einem anderen Menschen durch Blicke, Gesten, Bemerkungen oder Komplimente zeigen, daß man an ihm oder ihr interessiert ist, nennt man flirten.

Manche sagen einfach *anmachen*, anbaggern oder aufreißen dazu. Der Unterschied liegt meist darin, daß man beim Flirten versucht, ein bißchen raffinierter oder witziger zu sein.

Als eine andere Bedeutung des Wortes kann aber auch ein kleines sexuelles Abenteuer gemeint sein, z.B. der »Urlaubsflirt«.

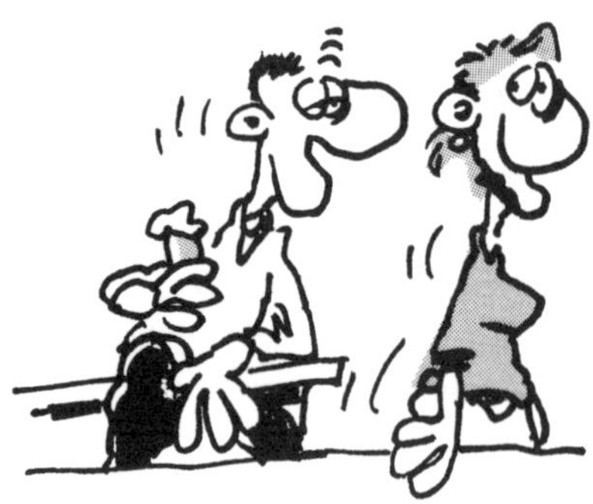

Fötus: (manchmal auch »Fetus«) Ein medizinischer Fachausdruck für das Kind in der *Gebärmutter.* Die Bezeichnung wird ab dem dritten Monat der *Schwangerschaft* verwendet, vorher nennt man es *Embryo.*

Follikel: Medizinisches Fremdwort für die Hülle der *Eizelle* im *Eierstock.*

Fotze: Eine besonders derbe Bezeichnung für *Scheide, Vagina* oder *Möse.* Meistens ist es als Beleidigung oder Beschimpfung für eine Frau gemeint.

Französisch: Sex mit dem Mund an den *Geschlechtsorganen.* Woher die Bezeichnung kommt, habe ich leider nicht herausfinden können. Gemacht wird es jedenfalls nicht nur von Franzosen. Die meisten Leute sagen einfach *blasen,* lecken oder lutschen dazu. Und natürlich gibt es auch noch zwei schöne lateinische Fremdworte dafür: *Schwanz*lutschen heißt dann *Fellatio* und *Möse*lecken *Cunnilingus.*

Frauenärztin/-arzt: Medizinerinnen und Mediziner, die sich auf die Besonderheiten der weiblichen *Geschlechtsorgane* spezialisiert haben. Der Fachausdruck ist *Gynäkologin/-e.*

Die meisten Mädchen gehen irgendwann mit 15 oder 16 das erste Mal zu einer Frauenärztin oder einem Frauenarzt. Dafür kann es ganz verschiedene Gründe geben. Manche möchten die *Pille* oder

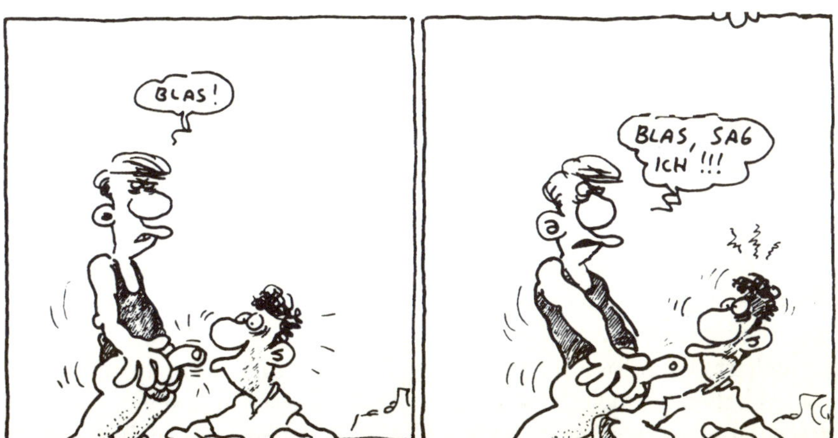

ein anderes verschreibungspflichtiges *Verhütungsmittel* haben. Einige wollen einfach mal nachsehen lassen, ob bei ihnen alles in Ordnung ist. Es kann aber auch sein, daß sie Beschwerden haben. Zum Beispiel Bauchschmerzen bei der *Monatsblutung*, Jucken oder Brennen in der *Scheide* oder einen *Ausfluß*.

Außerdem machen Frauenärztinnen und -ärzte *Schwangerschaftstests*, Krebsvorsorgeuntersuchungen, Ultraschall- und andere Untersuchungen während der Schwangerschaft, *Sterilisationen*, und einige nehmen auch *Schwangerschaftsabbrüche* vor.

Ärzte haben grundsätzlich Schweigepflicht. Das heißt, auch Frauenärzte dürfen niemandem sagen, wer warum bei ihnen war, auch den Eltern nicht. Sie können aber die Behandlung oder die Verschreibung der Pille verweigern, wenn sie meinen, das Mädchen sei zu jung dafür. Dann muß man sich nach jemand anderem umsehen, der oder die vielleicht mehr Verständnis hat.

Auch bei *Pro Familia* arbeiten Frauenärztinnen. Dort braucht man keinen Krankenschein, der Besuch ist kostenlos, und die Ärztinnen haben oft mehr Zeit, etwas zu erklären als in einer Praxis.

Viele Mädchen haben Angst vor der ersten Untersuchung. Zur Vorbereitung gibt es verschiedene Informationsbroschüren. Außerdem kann man sich von der Mutter, der älteren Schwester oder einer Freundin, die schon dort war, erklären lassen, was genau gemacht wird. Und natürlich ist es möglich, eine Vertrauensperson mitzunehmen, damit man sich nicht so unsicher fühlen muß.

Bei Pro-Familia-Beratungsstellen können auch Mädchengruppen einen Termin mit der Ärztin vereinbaren. Dann werden der Untersuchungsstuhl, die Instrumente, z. B. das *Spekulum*, und die verschiedenen Verhütungsmittel gezeigt, und alles wird ganz genau erklärt.

Frauenbewegung: Schon seit mehr als hundert Jahren gibt es Frauen, die dagegen protestieren, daß Menschen wegen ihres Geschlechts, eben weil sie Frau sind, benachteiligt werden. Mit Frauenbewegung bezeichnet man alles, was von Frauen gemacht wird, um für mehr *Gleichberechtigung* zu kämpfen.

In fast allen Städten gibt es Frauen- und Mädchengruppen, Frauenberatungsstellen, Cafés und Buchläden speziell für Frauen. Oft existiert auch in großen Betrieben oder Universitäten eine Frauengruppe. In vielen deutschen Städten wurde mittlerweile auch eine Gleichstellungsstelle eingerichtet. Dorthin können sich Mädchen und Frauen wenden, wenn sie sich z.B. über eine *Diskriminierung* beschweren wollen. Dort bekommen sie auch Informationen über andere Frauenprojekte. Für Frauen, die Opfer von Gewalt geworden sind, gibt es Frauennotruftelefone und Frauen- und Mädchenhäuser.

Adressen und Telefonnummern von Fraueneinrichtungen findet man in der Tageszeitung oder im Telefonbuch. Häufig gibt es auch ein Frauenadreßbuch.

Weil die Verhältnisse sich selten automatisch von selbst und wenn, dann meist nur sehr langsam verändern, gehören zur Frauenbewegung auch Protestaktionen und Frauen-Demonstrationen.

Freier: Bezeichnung für einen Mann, der von einer Frau oder einem Mann, die als *Prostituierte* arbeiten, *Sex* kauft. Ein Wort für Frauen gibt es nicht, vielleicht weil nur sehr wenige Frauen zu Prostituierten gehen.

Fremdgehen: Fest befreundet oder verheiratet sein und *Sex* haben mit einem anderen Menschen als dem Partner. Man nennt das auch einen *Seitensprung*.

Frenulum: Medizinische Bezeichnung für das Hautbändchen, daß an der Unterseite des *Glied*es die *Vorhaut* mit der *Eichel* verbindet.

Freudenmädchen: Eine altmodische Bezeichnung für *Prostituierte* oder *Hure*.

Freudentröpfchen: Vor dem *Samenerguß* kommt manchmal schon ein bißchen *Samenflüssigkeit* aus dem *Glied*. Die *Vorsteherdrüse* des Mannes beginnt bei sexueller *Erregung* sofort damit, die Flüssigkeit abzusondern, die die Samenfäden brauchen, um sich bewegen zu können. Bei manchen Männern ist das so viel, daß die *Eichel*spitze feucht wird.

In diesen ersten Tröpfchen können auch schon ein paar Sa-

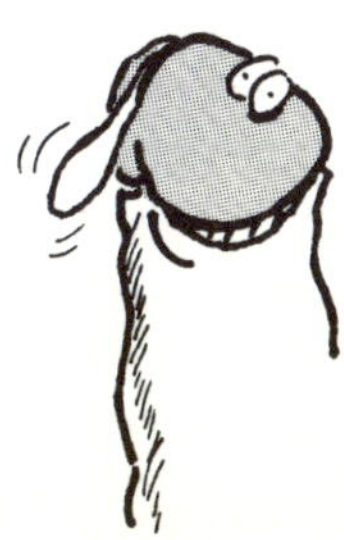

menzellen sein, deshalb ist das *Aufpassen* als *Verhütungsmethode* auch sehr unsicher. Und *Kondome,* die man versehentlich versucht hat, falschherum aufzuziehen, sollte man nicht einfach umdrehen. Lieber ein neues nehmen, denn vielleicht ist jetzt genau auf der Spitze des Kondoms ein kleines Tröpfchen mit *Samenzellen,* die dann eine ungewollte *Schwangerschaft* verursachen.

Frigidität: Ein Fremdwort, das »Gefühlskälte von Frauen beim *Sex*«, also keine *Lust* haben oder nicht *geil* sein, bedeutet. Das hört sich an wie eine Krankheit und ist auch manchmal so gemeint. Häufiger hat die Bezeichnung heute aber eine abwertende Bedeutung.

Genau wie für den gegenteiligen Begriff *»Nymphomanie«* gibt es für Männer keine vergleichbare Bezeichnung. Erfunden und benutzt werden diese Worte fast nur von männlichen Psychologen und Ärzten, die versuchen, Regeln darüber aufzustellen, wann Menschen sexuell »richtig« funktionieren und wann nicht.

Alle Menschen haben in ihrem Leben immer mal wieder Zeiten, in denen sie kaum oder keine Lust auf Sex haben. Das ist weder krank noch unnormal. Nur wenn jemand selber darunter leidet, sollte er oder sie zu einer Sexualberatung gehen.

Fristenlösung: Ein Modell, mit dem der *Schwangerschaftsabbruch* vom Gesetz (*§218*) geregelt werden könnte. Es bedeutet, daß Frauen erlaubt wird, innerhalb der ersten drei Monate einer *Schwangerschaft* eine *Abtreibung* machen zu lassen, ohne daß sie sich strafbar machen.

In Deutschland gilt zur Zeit eine »eingeschränkte Fristenlösung«. Das heißt, die Frau muß zusätzlich zur Einhaltung der Drei-Monats-Frist eine Bescheinigung haben, daß sie an einem Beratungsgespäch teilgenommen hat. Solch ein Gespräch kann sie in einer anerkannten *Beratungsstelle,* z. B. bei der Arbeiterwohlfahrt, der Caritas oder *Pro Familia* führen. Nur mit diesem Schein darf ein *Abbruch* gemacht werden, sonst machen sich Arzt und Patientin strafbar.

Frivol: Ein Fremdwort, das »schamlos« oder »schlüpfrig« bedeutet. Man bezeichnet damit zweideutige Bemerkungen oder Andeutungen. Jeder weiß, daß es um *Sex* geht, aber es wird nicht offen ausgesprochen.

Frottage: Ein Fremdwort, das »sich an jemandem reiben« bedeutet. Man bezeichnet damit das Verhalten eines Menschen, der sich sexuelle *Lust* verschafft, indem er sich im Gedränge, z. B. in einem vollen Bus, nah an andere Menschen herandrängelt. Es sind fast immer Männer, die versuchen, heimlich die Körper von Frauen zu berühren oder ihren *Schwanz* an deren Gesäß oder Beinen zu reiben. Solche Annäherungsversuche werden von den betroffenen Mädchen und Frauen meistens als *Belästigung* empfunden. Die Männer wollen nicht erkannt werden und geben sich Mühe, daß es unbeabsichtigt wirkt. Frauen können sich deshalb am einfachsten gegen diese Grenzverletzung wehren, indem sie den Mann laut ansprechen und z. B. sagen: »Nehmen Sie bitte Ihre Hand da weg!«

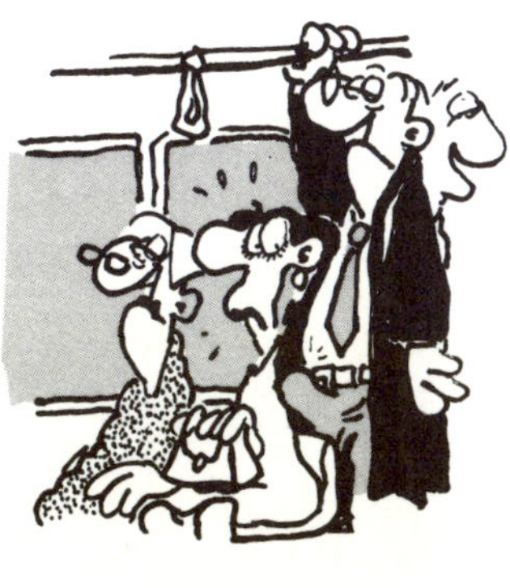

Fruchtbare Tage: Die Tage des weiblichen *Zyklus*, an denen die Frau *schwanger* werden kann. Die *Eizelle* ist zwar nach dem *Eisprung* nur 24 Stunden befruchtbar, danach stirbt sie. *Samenzellen* können aber in der *Gebärmutter* und den *Eileitern* bis zu 5 Tagen leben. Eine Frau kann also auch schwanger werden, wenn sie 3 oder 4 Tage vor dem Eisprung mit einem Mann schläft. Deshalb bezeichnet man die gesamte Zeit als fruchtbare Tage.

Fruchtbarkeit: Bei Frauen die Fähigkeit, *schwanger* zu werden. Bei Männern die Fähigkeit, ein Kind zu *zeugen*.

Fruchtblase: Eine Haut, die sich in der *Gebärmutter* um den *Embryo* bildet, um ihn zum Beispiel vor Stößen zu schützen.

Fruchtwasser: Die Flüssigkeit, in der das Baby in der *Fruchtblase* während der *Schwangerschaft* lebt.

Frühgeburt: Wenn ein Kind schon im siebten oder achten Monat der *Schwangerschaft* zur Welt kommt, nennt man das eine Frühgeburt.

Solche Kinder müssen besonders vorsichtig behandelt und gepflegt werden. Manchmal müssen sie einige Zeit in einem Brutkasten liegen, in dem sie besonders geschützt und gewärmt werden, bis sie kräftig genug sind für die normale Umwelt.

Fummeln: Früher benutzte man das Wort häufig für vorsichtige sexuelle Zärtlichkeiten. Heute sagen die meisten *Petting* dazu.

Gay: Das englische Wort heißt eigentlich »lustig«, »bunt« oder »ausschweifend«. In englisch-sprachigen Ländern bedeutet es auch *schwul*. Auch in Deutschland wird der Begriff in den letzten Jahren in der schwulen *Subkultur* öfter verwendet. Häufig benutzen es Leute, die das Wort schwul nicht mögen, weil sie es als Schimpfwort empfinden.

Gebärmutter: Das Organ im Bauch der Frau, in dem aus einer befruchteten *Eizelle* ein Kind heranwächst. Sie hat ungefähr die Größe und Form einer Birne und besteht aus einer dicken, sehr dehnbaren Muskelschicht. Während der *Schwangerschaft* vergrößert sich die Gebärmutter langsam so stark, daß das Baby Platz darin hat.

Gebärmuttermund: Die Öffnung der *Gebärmutter* zur *Scheide*. Oft sagt man auch nur *Muttermund*.

Gebärmutterschleimhaut: Auf der Innenseite der *Gebärmutter* bildet sich in jedem *Zyklus* eine Schleimschicht, die gebraucht wird, um ein befruchtetes *Ei* aufzunehmen. Wenn es nicht zu einer *Schwangerschaft* kommt, bildet

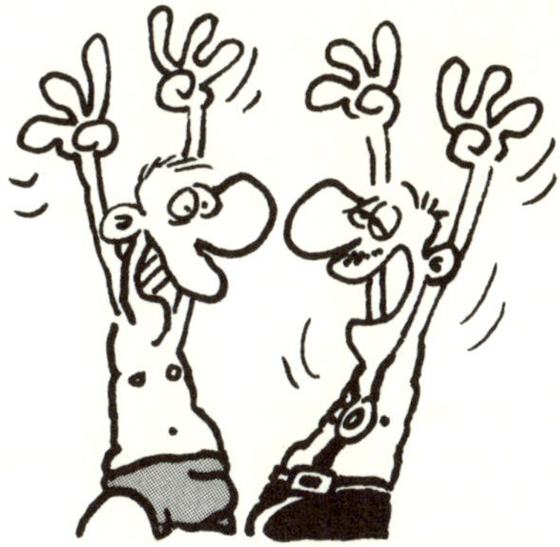

sich diese Schleimhaut vierzehn Tage nach dem *Eisprung* wieder zurück, und die Reste werden zusammen mit etwas Blut ausgeschieden. Das nennt man *Regelblutung* oder *Menstruation*.

Geburt: Wenn ein Kind auf die Welt kommt, ist das seine Geburt; ein ganz großer Augenblick im Leben jedes Menschen, an den sich aber normalerweise niemand erinnern kann.

In der Regel platzt am Ende des neunten *Schwangerschafts*monats die *Fruchtblase*. Die Frau bekommt dann *Wehen*. Das sind krampfartige Schmerzen, die durch das Zusammenziehen der Gebärmuttermuskeln verursacht werden. Sie sind anfangs nur kurz und kommen in längeren Abständen und steigern sich innerhalb von 6 bis 10 Stunden. Wenn die Wehen alle 5 Minuten kommen, ist das ein Zeichen dafür, daß die Geburt unmittelbar bevorsteht. Dann wird es Zeit, eine *Hebamme* zu rufen oder ins Krankenhaus zu fahren.

Auch für die Eltern ist die Geburt eines Kindes ein besonderes Ereignis. Um sich darauf vorzubereiten, können werdende Mütter und Väter einen Kurs besuchen. Informationen darüber, wann und wo es solche Angebote gibt, bekommt man bei *Frauenärztinnen* und *-ärzten* und Schwangerschafts*beratungsstellen*. In einer Gruppe von schwangeren Frauen und ihren Männern oder Freunden wird Schwangerschaftsgymnastik mit Atemübungen gemacht. Das erleichtert später die Wehen und die eigentliche Geburt. Außerdem gibt es Informationen über den Geburtsvorgang und Adressen von Hebammen und Krankenhäusern. Sehr wichtig ist in der Gruppe auch das Gespräch darüber, welche Veränderungen für das eigene Leben sich durch das Kind ergeben werden.

Gefühle: Sie sind das Gegenteil von Vernunft oder Verstand. Jeder kennt und spürt Gefühle, aber beschreiben oder erklären lassen sie sich nur sehr schwer.

Sie können schön oder schrecklich sein, aber auch schrecklich schön oder schön schrecklich.

Gefühle sind zum Beispiel: *Liebe*, Ärger, *Lust*, *Angst*, Freude, Langeweile, Einsamkeit, *Geil*heit, Traurigkeit, Schmerz.

Wir spüren sie als Reaktion auf andere Menschen, aber auch aus uns selbst heraus. Wenn man darauf achtet, ob man sich in einer Situation wohl oder unwohl fühlt, kann das eine große Hilfe sein. Wer seine Gefühle kennt und ihnen vertraut, kann oft viel besser entscheiden, ob ja oder nein sagen, weitermachen oder aufhören angesagt ist.

Manchmal »läuft einem das Herz über« vor lauter tollen Gefühlen. Wenn jemand *verknallt* ist, »schwebt er auf rosa Wölkchen«, »ist im siebten Himmel« oder könnte »die ganze Welt umarmen«.

Gefühle können auch ein Problem werden, wenn sie einen Menschen so sehr verwirren, aufwühlen oder bedrücken, daß er nicht mehr weiter weiß. Dann braucht man dringend jemandem, dem man sich mitteilen kann. Wenn Eltern, Geschwister oder Freunde nicht die Richtigen dafür sind, kann man ein Sorgentelefon anrufen oder zu einer psychologischen Beratung gehen. Dort gibt es Menschen, die dafür ausgebildet sind, beim Sortieren von Gefühlschaos zu helfen.

Geheimnis: Manche Menschen machen aus der *Sexualität* ein großes Geheimnis. So, als wäre es eine Sache, über die man nicht sprechen und eigentlich auch gar nichts wissen darf. Damit das nicht so bleibt, versuchen Leute, die Sexualaufklärung machen, möglichst viele Geheimnisse zu lüften. Deshalb gibt es auch dieses Buch.

Beim *Sex* gibt es allerdings auch gute und schleche Geheimnisse.

Mit jemandem das Geheimnis eines aufregenden sexuellen Erlebnisses zu teilen, kann ein tolles Gefühl der Verbundenheit geben. Auch die Geheimnisse eines Körpers, des eigenen oder eines anderen Menschen, zu entdecken ist eine spannende und *geile* Sache.

Wenn ein sexuelles Erlebnis aber zu einem Geheimnis wird, über das man nicht sprechen darf oder sich nicht traut, es zu erzählen, ist das nicht in Ordnung. Solche Geheimnisse sollte man nicht hüten, sondern sie möglichst schnell jemandem erzählen, dem man vertraut.

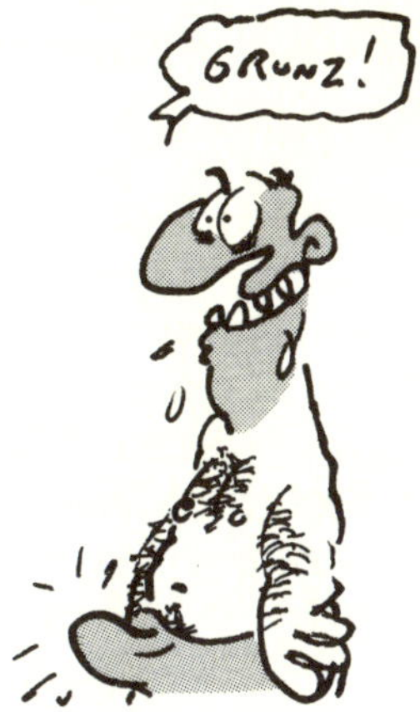

Geil: Kann sowohl sexuell erregt bedeuten als auch erregend oder anmachend.

Geliebte / -r: Der Begriff kann ein bißchen doppeldeutig sein. Einerseits sagen Menschen zu ihrem Freund oder ihrer Freundin oder auch zu Ehemann oder -frau »mein Geliebter«, »meine Geliebte«. Andererseits benutzt man das Wort aber auch, wenn man sagen will, daß jemand eine heimliche Nebenbeziehung hat. Vielleicht, um damit auszusagen, daß in der festen Beziehung die *Liebe* nicht mehr vorkommt.

Genitalien: Ein medizinisches Fremdwort für *Geschlechtsorgane*.

Genitalinfektion: Entzündung an den *Geschlechtsorganen*, z.B.

durch *sexuell übertragbare Krankheiten.*

Gerontophilie: Eines der merkwürdigen Fremdworte von Sexualforschern, das wie eine Krankheit klingt. Es bedeutet »sexuelle Vorliebe für alte Menschen«.

Der Begriff stammt aus einer Zeit, als Mediziner und Psychologen versucht haben, richtiges und falsches Sexualverhalten genau festzulegen.

Zum Glück kümmern sich immer weniger Leute um solche Einteilungen. Wenn z. B. ein Dreißigjähriger eine Sechzigjährige liebt und *geil* findet, ist das schließlich die Sache dieser beiden Menschen. Krank oder *pervers* ist es jedenfalls nicht.

Geschlecht: Häufig wird das Wort als Abkürzung für *Geschlechtsorgan* benutzt.

Ansonsten ist es scheinbar eine einfache Sache, um Menschen in Männer und Frauen aufzuteilen.

Wenn man allerdings anfängt, darüber nachzudenken, was denn nun einen Mann und was eine Frau ausmacht, wird es schnell kompliziert.

Viele Äußerlichkeiten, wie z. B. Kleidung und Frisur, an denen wir normalerweise das Geschlecht eines Menschen festmachen, können natürlich auch vom anderen Geschlecht angenommen werden. Viele Menschen tun das z. B. im Karneval oder als Partyscherz. Außerdem gibt es aber auch sogenannte *Transvestiten,* die regelmäßig in die Rolle des anderen Geschlechts schlüpfen.

Überhaupt sind die meisten typisch männlichen und weiblichen Verhaltensweisen, die man auch als *Geschlechterrolle* bezeichnet, alle nur erlernt und können in anderen Kulturen genau umgekehrt sein.

Selbst die *Geschlechtsmerkmale* des Körpers geben uns nicht immer einen sicheren Hinweis. Tatsächlich geschieht es, wenn auch selten, daß ein Mensch als eine Art *Zwitter* auf die Welt kommt. Außerdem gibt es Personen, deren Geschlechtsorgane zwar eindeutig sind, die aber das Gefühl haben, im falschen Körper zu leben. So etwas nennt man *Transsexualität.* Einige dieser Menschen lassen das Geschlecht ihres Körpers durch eine Operation und Medikamente umwandeln.

Das einzige, was am Geschlecht eines Menschen unveränderlich und unzweifelhaft ist, sind die *Chromosomen.* Man unterscheidet bei diesen *Erbanlagen* in den Körperzellen zwischen XX für weiblich und XY für männlich.

Geschlechterrolle: Unter dem Begriff faßt man alles zusammen, was als typisch für Frauen bzw. Männer angesehen wird.

In allen Kulturen werden Männern andere Eigenschaften zugeordnet als Frauen. Das heißt, die Gesellschaft hat ganz bestimmte Vorstellungen davon, welche Verhaltensweisen männlich und welche weiblich sind. Durch die Erziehung lernen Kinder, welche Rollenerwartungen ihre Umwelt mit ihrem *Geschlecht* verbindet.

Früher wurden diese Aufteilungen sehr streng genommen. Sätze wie »Jungen weinen nicht!« oder »Mädchen toben nicht!« stammen daher. Genau wie die Idee, daß Mädchen nur mit Puppen und Jungen nur mit Autos spielen.

Auch heute glauben noch viele Menschen an diese veralteten Ideen. Das führt dann dazu, daß bei Erwachsenen erwartet wird, daß die Männer stark und vernünftig sind, die schweren und technischen Arbeiten erledigen und alle wichtigen Entscheidugen treffen. Frauen sollen lieb, fürsorglich und hübsch sein, Haushalt und Kinder versorgen und sich danach richten, was die Männer sagen.

Auch beim Sexualverhalten herrscht immer noch die Vorstellung vor, daß Männer aktiver sind und deshalb den ersten Schritt machen müssen. Von Frauen wird erwartet, daß sie zurückhaltend sind und abwarten, ob ein Mann etwas von ihnen will.

Weil diese traditionelle Aufteilung den Männern mehr Rechte und Freiheiten gibt, wehren sich viele Frauen dagegen. In der *Frauenbewegung* engagieren sie sich für die *Gleichberechtigung* der Geschlechter.

Daß die Geschlechterrollen nicht angeboren sind, zeigt sich bei Vergleichen mit anderen Gesellschaften. Zum Beispiel gibt es Berichte von einigen Südseevölkern, bei denen sich die Männer hübsch machen, um von den Frauen begehrt zu werden. In Südamerika findet man Völker, bei denen die Frauen auf die Jagd gehen, während man das bei uns für eine typische Männerarbeit hält.

Geschlechtsdrüsen: Die *Eierstöcke* und die *Hoden* bezeichnet man auch als *Drüsen*, weil sie Stoffe produzieren und abgeben.

Geschlechtshormone: Chemische Stoffe, die vom Körper produziert werden, um die Entwicklung des Körpers und die Funktion der *Geschlechtsorgane* zu steuern.

Man unterscheidet zwischen weiblichen Hormonen, die auch *Östrogene* genannt werden, und männlichen Hormonen, der Fachausdruck dafür ist *Androgene.*

Obwohl im Körper des Mannes überwiegend männliche und im weiblichen Körper überwiegend weibliche Hormone vorhanden sind, kommen beide Hormonarten in jedem Menschen vor. Die Einteilung nach männlich und weiblich beruht auf einem Irrtum von Forschern. Weil bei der Entdeckung dieser Stoffe festgestellt wurde, daß sie von den Geschlechtsorganen produziert werden, glaubte man, sie kämen nur entweder bei Männern oder bei Frauen vor. Man war außerdem der Meinung, sie wären die direkte Ursache der sexuellen *Lust.*

Heute weiß man, daß es keinen direkten Zusammenhang zwischen Geschlechshormonen und Lust gibt. Trotzdem glauben immer noch viele Leute, daß ein Mensch um so *geil*er wird, je mehr Hormone er hat.

Die genauen Zusammenhänge zwischen Sexualität und Geschlechtshormonen sind zu kompliziert, um sie in diesem Buch ausführlich zu erklären. Wer mehr darüber wissen möchte, kann z. B. im Sexualkunde-Atlas von Erwin Haeberle nachlesen.

Geschlechtskrankheiten: Heute sagt man *sexuell übertragbare*

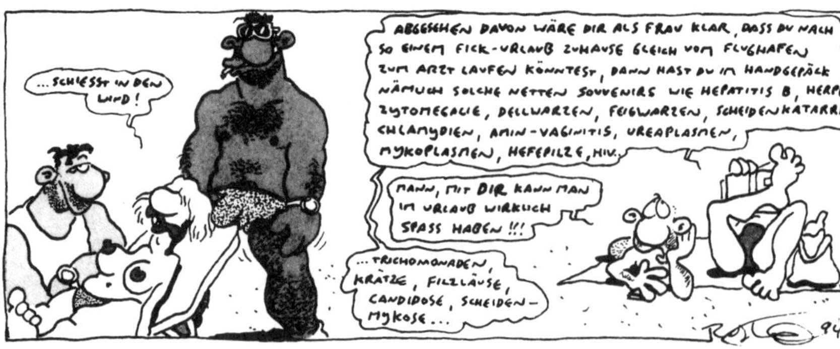
... SCHIESST IN DEN WIND!
ABGESEHEN DAVON WÄRE DIR ALS FRAU KLAR, DASS DU NACH SO EINEM FICK-URLAUB ZUHAUSE GLEICH VOM FLUGHAFEN ZUM ARZT LAUFEN KÖNNTEST, DANN HAST DU IM HANDGEPÄCK NÄMLICH SOLCHE NETTEN SOUVENIRS WIE HEPATITIS B, HERPES, ZYTOMEGALIE, DELLWARZEN, FEIGWARZEN, SCHEIDENKATARRH, CHLAMYDIEN, AMIN-VAGINITIS, UREAPLASMEN, MYKOPLASMEN, HEFEPILZE, HIV.
MANN, MIT DIR KANN MAN IM URLAUB WIRKLICH SPASS HABEN!!!
... TRICHOMONADEN, KRÄTZE, FILZLÄUSE, CANDIDOSE, SCHEIDEN-MYKOSE ...

Krankheiten oder benutzt die englische Abkürzung *STD* (Sexually Transmitted Disease).

Geschlechtsmerkmale: Alle körperlichen Kennzeichen, an denen man Frauen und Männer unterscheidet. Man spricht dabei einmal von primären, das heißt von Anfang an vorhandenen, Geschlechtsmerkmalen, das sind die *Geschlechtsorgane*. In der *Pubertät* entwickeln sich dann die sekundären Geschlechtsmerkmale, das sind beim Mann z. B. der *Bart*wuchs, eine tiefe Stimme, breite Schultern; und bei der Frau z. B. die *Brüste* und eine breitere Hüfte.

Geschlechtsorgane: Alle Organe, die der Fortpflanzung dienen, also *Scheide*, *Gebärmutter*, *Eierstöcke*, *Brüste*, *Glied*, *Hoden*, *Vorsteherdrüse* faßt man unter der Bezeichnung Geschlechtsorgane zusammen, weil sie nur entweder beim Mann oder bei der Frau vorhanden sind.

Geschlechtsreife: Meistens sagt man mit einem Fremdwort *Pubertät* dazu. Gemeint ist die Zeit, wenn sich die *Geschlechtsorgane* voll entwickeln. Beim Mädchen beginnt der *Zyklus*, sie kann jetzt schwanger werden. Der Junge hat beim *Orgasmus* einen *Samenerguß* und kann jetzt ein Kind *zeugen*.

Geschlechtsumwandlung: Eine sehr schwierige und seltene medizinische Behandlung, durch die ein Mann in eine Frau oder umgekehrt verwandelt wird. Die *Geschlechtsorgane* werden durch eine Operation verändert. Zusätzlich müssen *Geschlechtshormone* des anderen *Geschlechts* eingenommen werden, damit der ganze Körper sich verändert.

Geschlechtsverkehr: Ein sachlicher Begriff für *miteinander schlafen*, *Sex* haben, *bumsen*, *vögeln*, *ficken*, *Liebe* machen, lieben usw. Gemeint ist das Einführen des Gliedes in die Scheide oder den After mit rhythmischen Hin- und Herbewegungen bis zum Orgasmus.

Wer es lieber noch nüchterner möchte, kann auch die Abkürzung GV benutzen. Sie ist vor allem bei Juristen sehr beliebt.

Gestagen: Ein weibliches *Geschlechtshormon*.

Es ist einer der beiden Stoffe, die in der Pille sind. Das Gestagen bewirkt eine Verfestigung des Schleims im Gebärmuttereingang und beeinflußt den Aufbau der *Gebärmutterschleimhaut*.

Gewalt: In der Sexualität hat Gewalt nichts zu suchen.

Sexuelle Brutalität, wie sie bei *Vergewaltigungen*, *sexuellem Mißbrauch* vorkommt, schadet und zerstört Menschen. Wer in einer sexuellen Situation Angst vor Gewalt hat, kann nicht vertrauen und erst recht keine *Lust* bekommen.

Bei *SM*-Sex wird andererseits auch Gewalt ausgübt. Dabei ist aber wichtig, daß alle Beteiligten es wollen und als ein Spiel betreiben. Man muß sich dabei auf feste Regeln geeinigt haben, damit niemandem geschadet wird.

Gigolo: Ein junger Mann, der sich von Frauen aushalten läßt.

Glans: Ein medizinisches Fremdwort für *Eichel*.

Gleichberechtigung: Häufig wird auch das Fremdwort *Emanzipation* gebraucht.

In vielen Bereichen unserer Gesellschaft gibt es einseitige Verteilungen von Rechten und Pflichten. Zum Beispiel ist es immer noch üblich, die körperlichen Unterschiede zwischen Männern und Frauen als Begründung für verschiedene *Geschlechterrollen*, und damit auch unterschiedliche Rechte, zu gebrauchen.

Gleichberechtigung bedeutet dann, daß niemand auf Grund seines *Geschlechts* diskriminiert werden soll. Alle Menschen sollen die gleichen Chancen und Möglichkeiten haben, darüber zu bestimmen, wie sie leben und sich verhalten wollen.

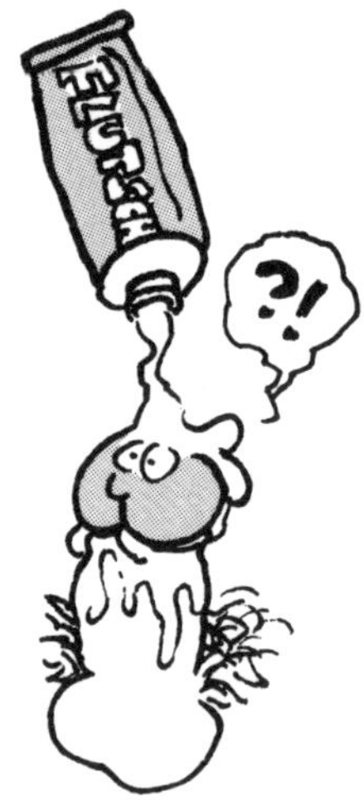

Diese Forderung der *Frauenbewegung* bringt auch Männern mehr Freiheit. Zum Beispiel das Recht, auch als Mann alle seine *Gefühle* zeigen zu dürfen und manchmal ängstlich oder schwach zu sein.

Mehr Gleichberechtigung für sich fordern auch *Lesben* und *Schwule*. Zum Beispiel kämpfen sie dafür, daß auch zwei Männer oder zwei Frauen heiraten dürfen. Außerdem wünschen sich viele, daß im Grundgesetz ein Artikel eingeführt wird, der es verbietet, einen Menschen auf Grund seiner sexuellen Orientierung zu benachteiligen.

Gleitmittel: Wenn wir sexuell erregt sind, produziert der Körper seine eigenen Gleitmittel, die *Scheiden-* und die *Samenflüssigkeit.* Zusätzlich kann man Creme, Öl oder Gel verwenden. Außerdem ist auch die Spucke sehr gut geeignet, um die *Eichel* oder den *Kitzler* feucht zu machen, damit Berühren und Reiben nicht weh tun.

Beim *Analverkehr* braucht man auf jeden Fall ein zusätzliches Gleitmittel, damit man sich nicht verletzt. Die Schleimhaut im *After* sondert nicht so viel Feutigkeit ab und ist sehr empfindlich.

Wenn man *Kondome* benutzt, muß das Gleitmittel auf jeden Fall wasserlöslich sein. Öl oder Fett machen das Gummi porös, die *Präser* können dann leicht reißen.

Glied: Besonders häufig verwendetes Wort für das männliche *Geschlechtsorgan.* Es klingt nicht ganz so medizinisch wie *Penis* und gilt nicht als unanständig.

Das Glied besteht aus dem *Schaft* und der *Eichel*, der empfindlichsten Stelle am männlichen Körper, die häufig von einer *Vorhaut* bedeckt ist. Im Inneren verläuft die *Harnröhre* zur Spitze der Eichel. Sie ist umgeben von drei *Schwellkörpern.* Wenn diese sich mit Blut füllen, wird das Glied fest und größer und richtet sich auf.

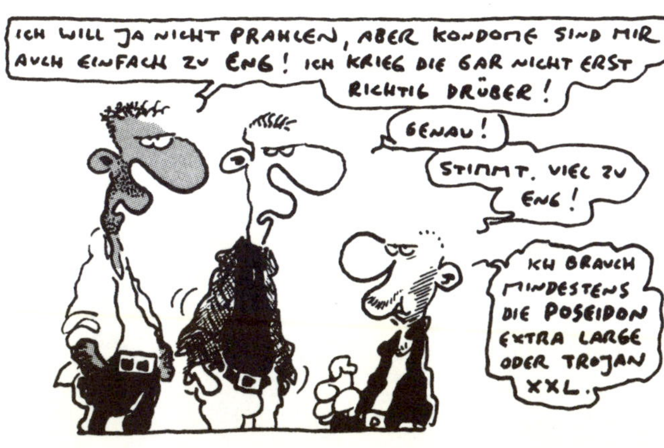
ICH WILL JA NICHT PRAHLEN, ABER KONDOME SIND MIR AUCH EINFACH ZU ENG! ICH KRIEG DIE GAR NICHT ERST RICHTIG DRÜBER!
GENAU!
STIMMT. VIEL ZU ENG!
ICH BRAUCH MINDESTENS DIE POSEIDON EXTRA LARGE ODER TROJAN XXL.

Der Mann kriegt einen *Ständer.*

Ein schlaffer *Schwanz* ist 7 bis 12 cm lang und ungefähr 2,5 Zentimeter dick. Ein *Steifer* kann 15 bis 20 cm lang sein, selten auch mehr. Größe und Form sind in den *Erbanlagen* festgelegt und bei jedem Mann anders. Fast alle Männer machen sich, zumindest gelegentlich, Sorgen, ihr Glied könnte zu klein sein. Die Größe hat jedoch nichts damit zu tun, wie häufig man eine *Erektion* haben und einen *Orgasmus* erleben kann, oder wieviel *Befriedigung* man überhaupt beim *Sex* hat und gibt. Unterschiede gibt es natürlich bei den Ansichten darüber, was man schön und *geil* findet.

Gonaden: Medizinisches Fremdwort für die *Geschlechtsdrüsen.*

Gonorrhoe: Eine *sexuell übertragbare Krankheit,* die in Deutschland meistens *Tripper* genannt wird.

G-Punkt: Angeblich eine besonders empfindliche Stelle in der *Scheide.* Der »Entdecker«, der amerikanische Arzt Ernest Grafenberg, behauptete 1950, eine Frau bekäme einen besonders tollen *Orgasmus,* wenn dieser Punkt gereizt wird.

Wirklich bewiesen wurde diese Entdeckung aber nie. Die Sexualforscher streiten sich noch heute, ob dieser Punkt tatsächlich existiert.

Egal ob es ihn nun gibt oder nicht, allein oder gemeinsam die Körperstellen herauszufinden, an denen man besonders tolle Gefühle bekommt, macht auf jeden Fall viel Spaß.

Griechisch: Gemeint ist meistens *Analverkehr,* manchmal aber auch allgemein *Sex* zwischen Männern, also *Homosexualität.*

Gruppensex: *Sex* mit mehreren Leuten. Zum Beispiel der »flotte *Dreier*«.

Gummi: Ein anderes Wort für *Kondom* oder *Präservativ.*

Gynäkologin/-ge: Fremdwort für *Frauenärztin/Frauenarzt.*

Harem: Eine große Anzahl von Ehefrauen eines reichen orientalischen Mannes, die in einer abgetrennten Frauenabteilung des Hauses wohnen, zu der kein fremder Mann Zutritt hat.

Bei uns sagt man manchmal von einem Mann, der viele Verehrerinnen hat, er habe einen Harem.

Harnröhre: Der Kanal im Inneren des *Gliedes*, durch den Urin und *Samenflüssigkeit* herauskommen.

Harter Schanker: Eine alte Bezeichnung für *Syphilis*, eine *sexuell übertragbare Krankheit.*

Hebamme: Ein Fremdwort für Geburtshelferin. Hebammen betreuen Frauen während und auch nach der *Schwangerschaft* und helfen bei der *Entbindung* des Kindes.

Hemmung: Ein Gefühl, das wie ein innerer Widerstand wirkt, etwas zu tun oder zu sagen.

Gerade wenn es um *Sex* geht, spüren viele Menschen manchmal ein *Gefühl* der Befangenheit, vor allem wenn man mit Menschen zusammen ist, die man nicht so gut kennt.

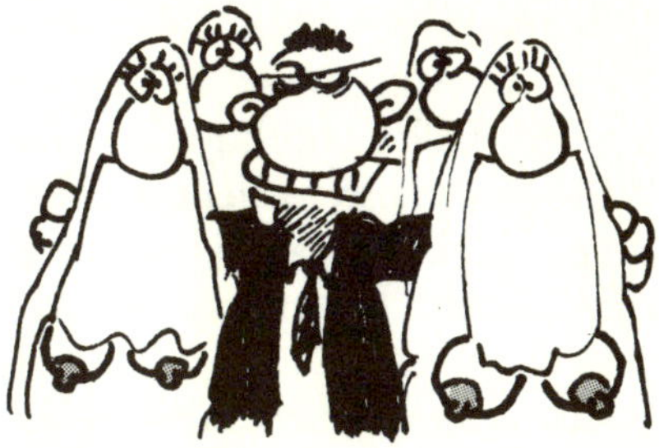

Das kann ein Warnsignal sein, damit man keine Grenze bei sich selbst oder anderen überschreitet. So wird verhindert, daß jeder jederzeit seinen sexuellen Wünschen und *Lust*gefühlen ungehemmt nachgibt. Solche Hemmungen ersparen uns peinliche Situationen, Enttäuschungen oder Ärger.

Leute, die sich sehr ausschweifend oder maßlos verhalten, weil sie nicht (mehr) spüren, wo die Grenzen sind, bezeichnet man als enthemmt. Das kann z. B. durch den Einfluß von Alkohol oder Drogen passieren.

Hemmungen können aber auch ein Hindernis sein. Wenn einem Menschen z. B. schon als Kind in der Erziehung Angst vor Sexualität gemacht wurde, ist seine innere Sperre vielleicht so stark, daß sie ihn lähmt. Er schämt sich, über Sexualität zu reden, und erst recht, *Sex* mit einem anderen Menschen zu haben.

Manche versuchen, dieses Problem mit Alkohol zu »lösen«. In einigen Fällen funktioniert das vielleicht, meistens geht es allerdings schief. Man überwindet nämlich durch den Alkohol womöglich nicht nur seine Befangenheit, sondern verliert auch das Gefühl für Grenzen.

Wer unter starken Hemmungen leidet, fühlt sich meist ziemlich einsam. In Sexual*beratungsstellen* oder bei Psychotherapeuten kann man sich Hilfe holen.

Hermaphrodit: Ein medizinisches Fremdwort für *Zwitter*, Lebewesen mit *Geschlechtsmerkmalen* von Männern und Frauen.

Herpes: Eine Ansteckungskrankheit, die kleine juckende und brennende Bläschen auf Haut oder Schleimhäuten verursacht. Sie kann durch den Mund übertragen werden, aber auch durch die *Geschlechtsorgane.* Dann zählt man sie zu den *sexuell übertragbaren Krankheiten.* Zur Behandlung werden die erkrankten Stellen mit einer virushemmenden Salbe eingerieben, die es inzwischen auch rezeptfrei in jeder Apotheke gibt. Die Heilung dauert ein bis vier Wochen, je nachdem wie schlimm die Ansteckung war.

Herz: Für die meisten Menschen ist das Herz das Symbol der *Liebe* schlechthin.

Deshalb sagt man z.B. »sein Herz verschenken«, »jemanden in seinem Herzen tragen« oder »von ganzem Herzen lieben«.

Aber auch beim Thema Liebeskummer taucht das Wort auf, man redet von »gebrochenen Herzen« oder vom »Herzeleid«.

Tatsächlich schlägt das Herz schneller, wenn wir sexuell *erregt* sind. Daß das Herz »für jemanden schlägt« oder man beim Anblick der oder des *Geliebten* Herzklopfen bekommt, ist also nicht nur eine Redensart.

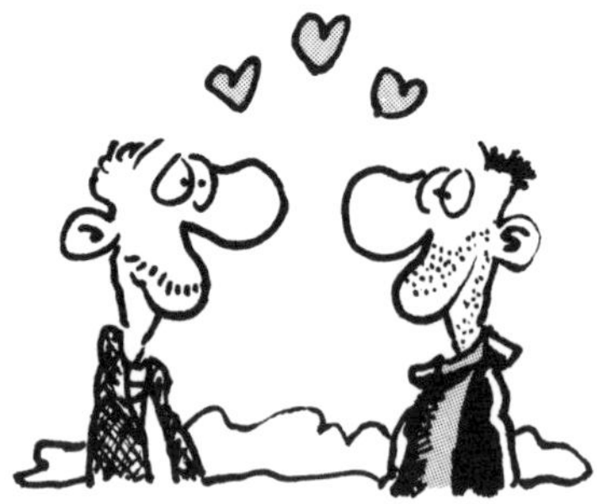

Hetäre: Ein sehr altmodisches Wort für *Prostituierte*, es kommt aus dem Griechischen und bedeutete »hochgebildete *Geliebte* bedeutender Männer«.

Heterosexualität: Ein Fremdwort für »Verschiedengeschlecht-

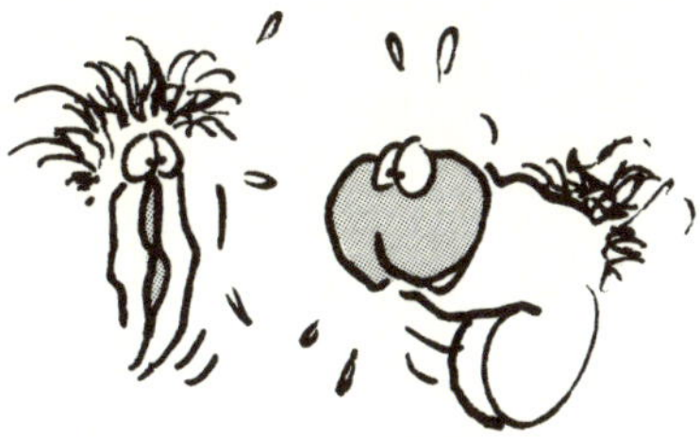

lichkeit«. Gemeint ist damit, sexuell von Menschen des anderen Geschlechts angezogen werden. Der Gegensatz dazu ist *Homosexualität.*

Hirnanhangdrüse: Ein kleines Organ im Gehirn des Menschen, das die sexuelle Entwicklung und das Sexualverhalten steuert. Ungefähr ab dem achten Lebensjahr eines Menschen produziert sie *Hormone*, die die *Keimdrüsen* anregen, männliche und weibliche Hormone herzustellen. Damit beginnt die *Pubertät.*

Der medizinische Fachausdruck dafür ist *Hypophyse.*

Hite-Report: Ein berühmtes Buch der Amerikanerin Shere Hite aus den siebziger Jahren über das sexuelle Erleben und die Wünsche und Phantasien von Frauen und Männern.

HIV: Abkürzung für *Human Immunodeficiency Virus*, zu deutsch »menschliches Immunschwäche-Virus«, der *AIDS*-Erreger.

HIV-Antikörper: Stoffe, die vom Körper gebildet werden, um das HIV-Virus, den *AIDS*-Erreger, zu bekämpfen.

HIV-positiv: Ergebnis eines *HIV-Tests.* Es bedeutet, daß im untersuchten Blut die Antikörper gegen das »*AIDS*-Virus« gefunden wurden. Der betroffene Mensch ist also mit großer Sicherheit angesteckt. Wenn man nicht angesteckt ist, nennt man das Test-Ergebnis negativ.

HIV-Test: Eine andere Bezeichnung für den *AIDS-Test*, die richtiger ist. Mit der Blutuntersuchung kann nämlich nur festgestellt werden, ob sich jemand mit dem Krankheitserreger *HIV* angesteckt hat. Ein Mensch mit einem positiven Test ist aber noch nicht an *AIDS* erkrankt, und vielleicht dauert es auch noch viele Jahre, bis er krank wird.

Hoden: Die *Geschlechtsorgane* des Mannes, in denen die *Samenzellen* hergestellt werden. Die Hoden sind ungefähr so groß wie kleine Hühnereier und auch so ähnlich geformt, deshalb sprechen viele Männer von ihren *Eiern.*

Oft sind die beiden Hoden nicht gleich groß und hängen ein

bißchen schief. Sie sind sehr empfindlich und deshalb eine der verletzbarsten Stellen des männlichen Körpers. Wer schon mal einen »Volltreffer« erlebt hat, weiß, wie weh das tut.

Hodensack: Das Hautsäckchen, in dem die *Hoden* liegen. Weil sie sehr temperaturempfindlich sind, befinden sie sich außerhalb des Unterleibs. Der Körper sorgt durch Zusammenziehen des Hodensacks bei Kälte und Erschlaffen bei Hitze dafür, daß die Hoden immer eine Temperatur von ungefähr 35 Grad haben. Das ist wichtig für die Produktion der *Samenzellen.*

Homophilie: Ein altmodisches Wort für *Homosexualität.*

Homophobie: Ein Fremdwort, das Angst und Feindseligkeit gegenüber *Homosexualität* und homosexuellen Menschen bezeichnet.

Haß auf *Schwule* und *Lesben* äußert sich z. B.durch abwertende Bezeichnungen und blöde Witze, aber auch durch *Diskriminierung* und, im schlimmsten Fall, durch *Gewalt.*

Warum manche Menschen sich so ablehnend verhalten, ist bisher nicht eindeutig erklärbar. Einige Sexualforscher sehen darin eine Art »Schutzverhalten«, um eigene homosexuelle Gefühle zu unterdrücken.

Homosexualität: Ein Fremdwort für »Gleichgeschlechtlichkeit«. Es bedeutet, eine sexuelle Vorliebe für Menschen des gleichen *Geschlechts* zu haben. Bei Frauen nennt man es *lesbisch* sein, bei Männern *schwul.* Im Gegensatz dazu bezeichnet man Menschen, die vom anderen Geschlecht sexuell angezogen werden, als *heterosexuell.*

Es gibt immer noch viele Menschen, die Homosexualität für unnatürlich, krank oder *pervers* halten. Wissenschaftlich ist aber längst bewiesen, daß sexuelle Orientierungen angeboren sind. Man geht davon aus, daß ungefähr acht bis zehn Prozent aller Menschen nur homosexuelle Gefühle haben. *Sex* mit einem Menschen des gleichen Geschlechts haben aber viel mehr Leute. Im *Kinsey-Report,* einem berühmten amerikanischen Buch aus den fünfziger Jahren, steht z.B., daß 30 bis 40 Prozent der Befragten schon einmal homosexuelle Erfahrungen gemacht haben.

In der *Pubertät* probieren viele

OFT SIND ES NUR KLEINE, SCHEINBAR UNBEDEUTENDE ERLEBNISSE, DIE EINEN JUNGEN MENSCHEN HOMOSEXUELL WERDEN LASSEN.

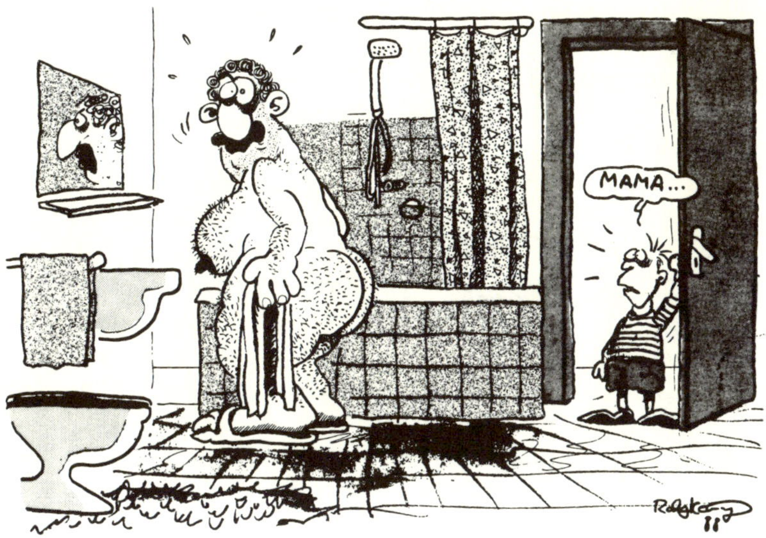

Jugendliche auch gleichgeschlechtlichen Sex aus. Für die meisten ist das nur eine einmalige Sache, einige merken in dieser Zeit jedoch, daß es ihre Art zu lieben ist. Weil es immer noch viel Vorurteile und *Diskriminierungen* gegen Schwule und Lesben gibt, trauen sich viele anfangs nicht, zu ihren Gefühlen zu stehen. Zum Glück gibt es mittlerweile aber viele Hilfsangebote, z. B. *Rosa Telefone* und *Coming-out*-Gruppen, damit niemand mit seinem Anders-sein alleine bleiben muß.

Hormone: Unter der Bezeichnung faßt man alle chemischen Stoffe im Körper zusammen, die eine steuernde und regulierende Funktion haben. Sie werden von *Drüsen* hergestellt und als »Boten« in das Blut abgegeben, um bestimmte Organe zu beeinflussen.

Für die Sexualität sind die *Geschlechtshormone* wichtig. Sie werden von der *Hirnanhangdrüse* und den weiblichen und männlichen *Keimdrüsen* produziert.

Besonders bekannt sind die Hormone *Östrogen* und *Gestagen*, weil man sie heute künstlich herstellen kann. Aus ihnen wird die *Pille* gemacht, die Frauen zur *Verhütung* einnehmen können.

Human Immunodeficiency Virus: Auf deutsch »menschliches Immunschwäche Virus«, aus dem englischen Begriff wird die Abkürzung *HIV* gebildet, mit der man den Krankheitserreger bezeichnet, der *AIDS* verursacht.

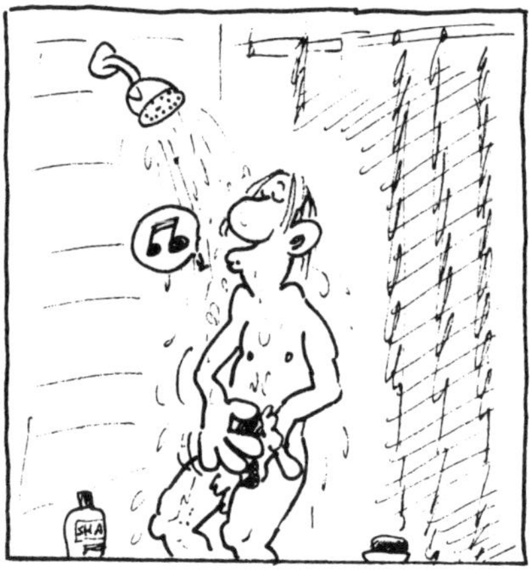

Hure: Ein anderes Wort für *Prostituierte.*

Hygiene: Ein Fremdwort für Sauberkeit oder Körperflege.

Hygienebinde: Ein dünnes Watteflies, das von manchen Frauen in die Unterhose gelegt wird, um Flüssigkeitströpfchen, die aus der *Scheide* herauskommen könnten, aufzufangen. Eine andere Bezeichnung dafür ist *Slipeinlage.*

Hymen: Ein medizinisches Fremdwort für *Jungfernhäutchen.*

Hypophyse: Die medizinische Bezeichnung für *Hirnanhangdrüse.*

Immunsystem: Es wird von den weißen Blutkörperchen, die ein Bestandteil des Blutes sind, gebildet. Bei einer Infektion werden von ihnen Antikörper produziert. Diese erkennen und töten die Krankheitserreger.

Wenn eine Krankheit erfolgreich bekämpft wurde, speichert das Immunsystem die Information über diesen Erreger. Bei einer erneuten Infektion mit dem gleichen Krankheitskeim kann der Körper dann so schnell darauf reagieren, daß der Mensch normalerweise nicht noch einmal daran erkrankt. Das nennt man Immunität. Deshalb bekommt man Krankheiten wie z.B. Masern, Röteln oder Windpocken auch nur einmal im Leben.

Leider befällt *HIV* genau diese Abwehrvorrichtung des Körpers und zerstört sie. Diese Immunschwäche nennt man dann *AIDS*.

Impotenz: Ein Fremdwort für Schwierigkeiten oder Unfähigkeit des Mannes, einen steifen *Schwanz* zu bekommen und mit jemandem *Geschlechtsverkehr* zu haben.

Keinen hoch zu kriegen oder schnell wieder schlapp zu machen kann jedem Mann ab und zu passieren. Beim »ersten Mal« können z.B. *Angst* und Aufregung eine Ursache dafür sein. Auch die Befürchtung, man könnte jeden Moment gestört werden, ist nicht gerade *lust*fördernd.

Eine Krankheit ist Impotenz nur, wenn es nie klappt. Bei jüngeren Männern gibt es dafür häufig psychische Gründe. Dann kann oft eine Psychotherapie helfen. Bei älteren Männern gibt es öfter auch körperliche Ursachen, für die die Medizin aber mittlerweile auch verschiedene Behandlungsmöglichkeiten hat.

Indikation: Ein medizinisches Fremdwort für die Notwendigkeit einer Behandlung. Das Wort taucht häufig im Zusammenhang mit dem *Schwangerschaftsabbruch* auf. Früher durfte eine Frau nur einen Schwangerschaftsabbruch machen, wenn ein Arzt oder eine Ärztin ihr bescheinigt hatte, daß es unbedingt nötig ist. Heute wird nach dem Modell der eingeschränkten *Fristenlösung* die Abtreibung gestattet.

Infertilität: Ein medizinisches Fremdwort für *Unfruchtbarkeit*.

Inkubationszeit: Medizinisches Fremdwort für die Zeit zwischen der Ansteckung und dem Ausbruch einer Krankheit.

den, ebenso wie das Allgemeine im Besonderen deutlicher werden kann. Das Bewußtsein seiner selbst entfaltet sich dadurch, daß zwei mit ihm ausgestattete Liebende sich wechselseitig zu verstehen suchen bzw. sich einander verständlich zu machen suchen. Am Beginn einer intensiven Liebesbeziehung versuchen sich die Liebenden dadurch näherzukommen, daß sie wechselseitig Elemente ihrer individuellen Geschichte darstellen und erforschen; eine Uminterpretation der eigenen Lebensgeschichte, eine intellektuelle Aufarbeitung der Vergangenheit wird dadurch möglich, die in eine reifere Identität münden kann. In Liebesbeziehungen müssen die eigenen Probleme im Zusammenhang mit denen des anderen bearbeitet werden; seine Reaktionen können dabei aufzeigen, ob man bewußt genug mit den eigenen Schwierigkeiten umgeht, an den Reaktionen des anderen auf die eigenen Handlungen kann man lernen, ob und wie die eigenen Bedürfnisse und Wünsche mit denen anderer übereinstimmen. Die Liebe als intensivste Produktion einer Beziehung zwischen zwei Menschen produziert zugleich ein erweitertes Bewußtsein seiner selbst. Bei Hegel heißt es: «Dieses Verlorensein seines Bewußtseins in dem anderen, dieser Schein von Uneigennützigkeit und Selbstlosigkeit, durch welchen sich das Objekt erst wiederfindet und zum Selbst wird, diese Vergessenheit seiner, so daß der Liebende nicht für sich existiert, nicht für sich selbst besorgt ist, sondern die Wurzeln seines Daseins in einem anderen findet und doch in diesem anderen gerade ganz sich selbst genießt, macht die Unendlichkeit der Liebe aus.»[9]

Die Liebe erfüllt die Träume der Kindheit, ihr Mißlingen reaktiviert, verlängert ihre Traumata und zerstört damit ihre produktiven Potenzen. «Bei solcher Bedeutung der kindlichen Beziehungen zu den Eltern für die spätere Wahl des Sexualobjekts ist es leicht zu verstehen, daß jede Störung dieser Kindheitsbeziehungen die schwersten Folgen für das Sexualleben nach der Reife zeitigt; auch die Eifersucht des Liebenden ermangelt nie der infantilen Wurzel oder wenigstens der infantilen Verstärkung. Zwistigkeiten zwischen den Eltern selbst, unglückliche Ehe derselben, bedingen die schwerste Prädisposition für gestörte Sexualentwicklung oder neurotische Erkrankung der Kinder.»[10] Mißlingende elterliche Beziehungen, in die das Kind verstrickt ist, wirken auf dessen spätere Beziehungen ein. Schon Nietzsche wußte: «Die unaufgelösten Dissonanzen im Verhältnis von Charakter und Gesinnung der Eltern klingen in dem Wesen des Kindes fort und machen seine innere Leidensgeschichte aus.»[11] Allzu traumatische Erfahrungen während der Kindheit haben Sperren aufgerichtet, die sich einem Zustand widerset einen zwingt, tendenziell wieder ein wehrloses Kind zu werden

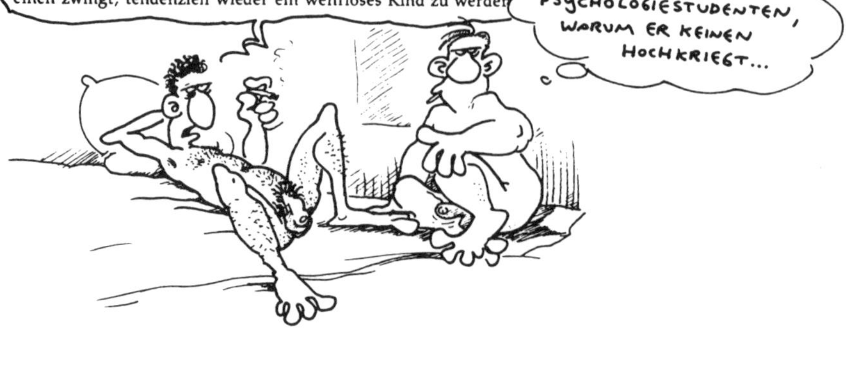

Insemination: Ein Fremdwort für künstliche *Befruchtung*.

Interruption: Ein medizinisches Fremdwort für *Schwangerschaftsabbruch*.

Intersexualität: Ein Fremdwort für das Vorkommen von weiblichen und männlichen *Geschlechtsmerkmalen* bei einer Person. Man bezeichnet das auch als *Hermaphroditismus* oder sagt einfach *Zwitter* dazu.

Intim: Wörtlich heißt es vertraut, innig, vertraulich oder perönlich.

In der Umgangssprache ist oft *Sex* gemeint, wenn jemand von »intim werden« oder »Intimverkehr« spricht.

Intimhygiene: Ein Fremdwort für Körperpflege im Bereich der *Geschlechtsorgane*.

Intimsphäre: Der innerste, persönliche Bereich eines Menschen. Oft benutzt man auch das Wort »Privatleben« dafür.

Manche Dinge teilt man nur mit Menschen, denen man wirklich vertraut. Gedanken und *Gefühle* gehören dazu ebenso wie der eigene Körper. Auch auf die Toilette gehen, sich umziehen oder duschen sind für die meisten Menschen Teil ihrer Intimsphäre. Dazu zählt natürlich auch, sich ohne Zuschauer oder Störungen *selbst zu befriedigen* und mit jemandem zu schlafen.

Jemandem seine *sexuellen Phantasien* oder Wünsche zu erzählen, bedeutet, ein Stück seiner Intimsphäre zu öffnen.

Um andere an intimen Dingen teilhaben zu lassen, braucht man Vertrauen zueinander. Manchen Leuten fällt es leicht, ihre Intimsphäre zu öffnen, andere haben stärkere *Schamgefühle* und brauchen mehr Zeit dazu. Es gibt keine Regeln dafür, wieviel Intimsphäre ein Mensch haben darf oder muß. Wichtig ist nur, herauszufinden, wieviel Nähe man wann, zu wem zulassen möchte und es auch zu zeigen.

Wenn jemand die persönlichen Grenzen eines anderen Menschen nicht beachtet, weil er unaufmerksam oder rücksichtslos ist, wird das als *Belästigung* empfunden. In Deutschland ist die Intimsphäre gesetzlich (nach § 823, BGB) geschützt.

Intimspray: Eine Art Deo für die *Geschlechtsorgane*. Nicht nur überflüssig, sondern oft auch schädlich, weil es zu Reizungen führen kann, die jucken und brennen. Regelmäßiges Waschen reicht völlig. Vielleicht riecht man manchmal etwas nach Schweiß, aber das ist schließlich eine ganz natürliche Sache.

Intra-Uterin-Pessar: Die medizinische Bezeichnung für die *Spirale.*

In-vitro-Fertilisation: Ein medizinischer Fachausdruck für künstliche *Befruchtung* außerhalb des Körpers.

Mit dieser Methode können Frauen Kinder bekommen, die auf Grund einer Funktionsunfähigkeit ihrer *Eileiter* unfruchtbar sind. Dazu werden aus dem *Eierstock* reife *Eizellen* entnommen und in einem Reagenzglas mit der *Samenflüssigkeit* des Mannes vermischt. Wenn dabei ein *Ei* befruchtet wurde, wird es in die *Gebärmutter* eingepflanzt und wächst dort zu einem Kind heran.

Die Methode hat allerdings nur eine Erfolgsquote von ungefähr 20 Prozent und ist sehr teuer. In Deutschland werden die Kosten von der Krankenkasse übernommen.

Inzest: Sex zwischen Mitgliedern einer Familie. Eine altmodische Bezeichnung ist *Blutschande.* Häufig beschränkt man den Begriff auf nahe Verwandtschaften wie bei Eltern und ihren Kindern oder zwischen Geschwistern. Inzest ist in fast allen Ländern verboten und wird bestraft, da sich gezeigt hat, daß aus Inzest gezeugte Kinder oft geistig oder körperlich behindert waren. In Deutschland werden Geschwister nicht bestraft, wenn beide unter 18 Jahren sind.

Heute taucht das Wort Inzest meist im Zusammenhang mit *sexuellem Mißbrauch* auf. Man weiß heute, daß Erwachsene, die Kinder zum Sex zwingen, ihre Opfer sehr häufig in der eigenen Familie suchen. Das ist für die betroffenen Mädchen und Jungen besonders schlimm, weil sie oft nicht wissen, wem sie erzählen sollen, daß der eigene Vater, Opa, Onkel oder große Bruder sie mißbraucht.

Jungfernhäutchen: Eine ringförmige Hautfalte, die den *Scheiden*eingang teilweise verschließt. Normalerweise reißt dieses Häutchen beim ersten *Geschlechtsverkehr.* In vielen Kulturen dient es als Zeichen, ob eine Frau noch Jungfrau, also »unberührt« ist. Tatsächlich kann das Jungfernhäutchen aber auch so klein sein, daß es nicht reißt, oder es kann schon vorher, zum Beispiel beim Sport, reißen.

Jungfräulichkeit: Der Begriff wird auf zwei Arten verwendet. Einmal meint man damit, daß das *Jungfernhäutchen* noch nicht zerrissen ist, die Frau also (wahrscheinlich) noch nicht mit einem Mann geschlafen hat.

Andererseits bedeutet es für altmodisch denkende Menschen, daß eine Frau noch gar keinen *Sex* hatte, also auch kein *Petting* gemacht hat. Solche Leute haben meist die Vorstellung, daß Sex etwas Schmutziges ist, das die Menschen verdirbt. Deshalb sprechen sie statt von Jungfräulichkeit manchmal auch von *Keuschheit*, Unberührtheit, Unschuld oder Reinheit.

Für Männer gibt es das Wort »Jungmännlichkeit« nicht.

Jungfrau: Eine Frau, die noch nie *Geschlechtsverkehr* gehabt hat.

Kaiserschnitt: Operation, um ein Kind auf die Welt zu holen, wenn eine normale *Geburt* nicht möglich ist. Der Arzt schneidet die Bauchdecke und die *Gebärmutter* der Frau auf und holt das Kind heraus. Das Wort kommt angeblich daher, daß der römische Kaiser Cäsar auf diese Weise geboren ist.

Kalendermethode: Eine *Verhütungs*methode, bei der die unfruchtbaren Tage der Frau ausgerechnet werden. Nach ihrem Erfinder nennt man sie auch *Knaus-Ogino-Methode.*

Bei dieser Methode muß die Frau ein Jahr lang in einem Kalender genau die Tage ihrer *Regel* eintragen. Daraus ergibt sich dann die durchschnittliche Dauer des *Zyklus.* Anschließend wird mit einem komplizierten Rechenverfahren bestimmt, an welchen Tagen mit Sicherheit keine *Befruchtung* möglich ist.

Weil der *Eisprung* nur einmal monatlich in der Mitte des Zyklus stattfindet, also ungefähr 14 Tage vor der *Monatsblutung*, ist eigentlich nur an diesem einen Tag eine Befruchtung möglich. Andererseits können die *Samenzellen* aber bis zu fünf Tagen in der *Gebärmutter* überleben. Man muß also schon einen Zeitraum von mindestens einer Woche als fruchtbare Tage rechnen.

Die eigentliche Verhütung besteht dann darin, daß die Frau an diesen Tagen nicht mit einem Mann schläft.

Die Methode ist sehr unsicher, weil der weibliche Körper nicht wie ein Uhrwerk funktioniert. Selbst bei einer Frau mit sehr regelmäßigem Zyklus kann es passieren, daß sich der Eisprung, z. B. durch Krankheit oder eine besondere Aufregung, verschiebt. Das kann man mit diesem Verfahren natürlich nicht vorher feststellen.

Kamasutra: Der Name des altindischen Lehrbuches der Liebeskunst, daß ungefähr im Jahr 250 n.Chr. geschrieben und gezeichnet wurde. Es enthält Regeln für alle Fragen der Liebe und der *Sexualität.* Außerdem werden 729 *Stellungen* beim *Geschlechtsverkehr* beschrieben und in künstlerischen Abbildungen gezeigt.

Das Buch ist ein schönes Beispiel, wie Menschen in anderen Kulturen viel offener und lustvoller mit Sexualität umgehen, als wir es in Europa kennen.

Karezza: Sex ohne *Orgasmus* und *Samenerguß.* Der Mann dringt mit dem *Glied* in die *Scheide* der Frau ein, beide bewegen sich dabei aber fast nicht. Die sexuelle *Befriedigung* kommt dann durch das besondere Gefühl, ganz lange vereinigt bleiben zu können.

Kastration: Fremdwort für das Entfernen der *Hoden* oder der *Eierstöcke.*

Die meisten Leute denken bei dem Wort an *Entmannung*, also den Verlust der *Hoden*, oder sogar von Hoden und *Glied* beim Mann.

Einen kastrierten Mann bezeichnet man auch als *Eunuchen.* Für Frauen, denen die Eierstöcke entfernt wurden, gibt es kein vergleichbares Wort.

Keimzelle: Die *Eizellen* und die *Samenzellen* bezeichnet man auch mit dem Oberbegriff Keimzellen, weil beide zusammen der Ursprung eines neuen Lebens sein können.

Keuschheit: Der Begriff bedeutet »enthaltsam, tugendhaft, sittsam und rein« sein. Mit anderen Worten, keinen *Sex* und auch keine sexuellen Gedanken zu haben.

Die (katholische) Kirche behauptet, daß Sex ausschließlich für verheiratete Menschen und

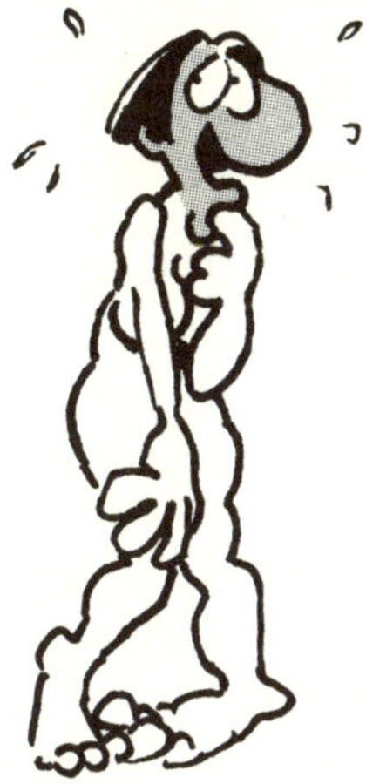

nur zum Kinder machen erlaubt ist. Vor allem von unverheirateten Frauen wird gefordert, daß sie »keusch und züchtig« leben. Nach Ansicht der Kirche begehen sie eine Sünde, wenn sie ihre »Unschuld« nicht für ihren Ehemann aufheben.

Keuschheitsgürtel: Angeblich eine Art abschließbare Unterhose. Im Mittelalter sollen Männer, die ihre Ehefrauen länger alleingelassen haben, ihnen dieses Ding angelegt haben, um zu verhindern, daß sie *Sex* mit anderen Männern haben konnten. In einigen Museen gibt es tatsächlich merkwürdige Metallhöschen mit einem Schloß zu besichtigen. Einige Sexualforscher sind mittlerweile jedoch der Meinung, daß es sich dabei in Wahrheit um mittelalterliches *Sex-Spielzeug* handelt.

Kinsey-Report: Ein berühmtes Buch aus den fünfziger Jahren von dem amerikanischen Sexualwissenschaftler Alfred Kinsey. Er hat darin die Ergebnisse einer großen Befragung zum Sexualverhalten von Leuten in Amerika veröffentlicht.

Das Buch löste damals eine Sensation aus. In der Untersuchung gaben sehr viele Menschen zu, auch sexuelle Dinge zu tun, die von der Gesellschaft nicht akzeptiert werden oder als unmoralisch gelten.

Zum Beispiel sagten mehr als ein Drittel der Männer, sie hätten schon einmal ein *homosexuelles* Erlebnis gehabt, und ungefähr 40 Prozent hatten schon einmal ihre Ehefrau betrogen. Außerdem gaben fast zwei Drittel der Frauen an, daß sie *Selbstbefriedigung* machen und dabei eher zu einem *Orgasmus* kommen, als wenn sie mit einem Mann schlafen.

Kitzler: Das Lustorgan der Frau. Eine andere Bezeichnung dafür ist *Klitoris*.

Der Kitzler befindet sich am oberen Ende der inneren *Venuslippen*. Er ist etwa erbsengroß und häufig von einer Vorhaut bedeckt.

Die Spitze des Kitzlers ist die empfindlichste Stelle am Körper der Frau, vergleichbar mit der *Eichel* beim Mann, und deshalb auch der wichtigste Körperteil beim *Sex*. Bei sexueller Erregung vergrößert sich die Klitoris etwas, und auch die Umgebung wird stärker durchblutet und reizbarer. Durch Reiben am Kitzler kann ei-

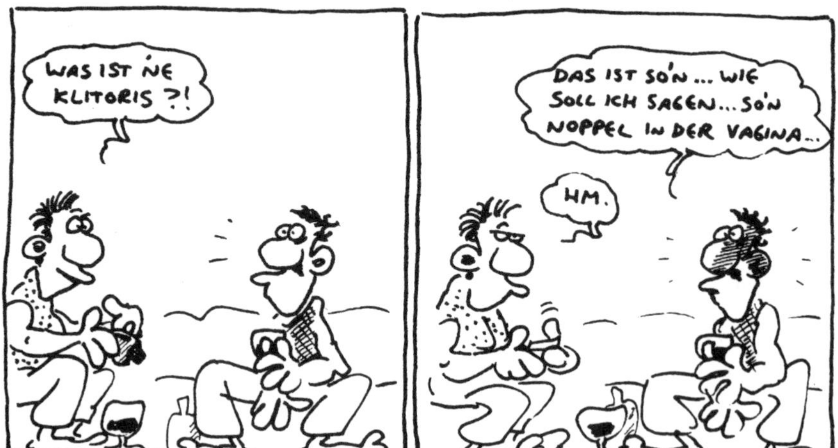
WAS IST 'NE KLITORIS ?!
DAS IST SO'N ... WIE SOLL ICH SAGEN ... SO'N NOPPEL IN DER VAGINA ...
HM.

ne Frau sich einen *Orgasmus* machen oder machen lassen.

Klappe: Eine *Subkultur*-Bezeichnung für eine öffentliche Toilette, auf der sich *Schwule* treffen.

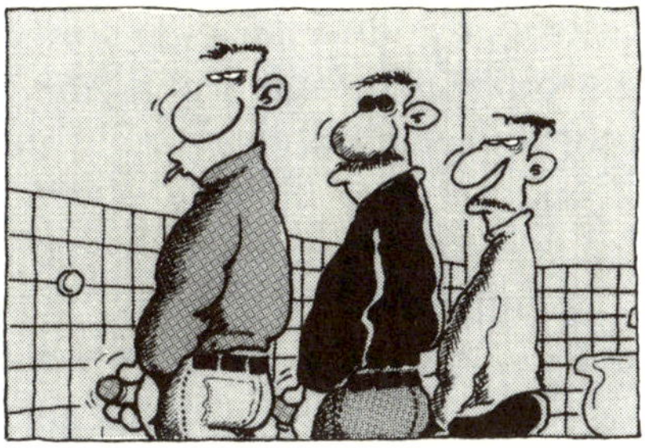

Klimakterium: Der medizinische Fachausdruck für die *Wechseljahre* der Frau.

Klitoris: Ein Fremdwort für den *Kitzler* der Frau.

Knaus-Ogino-Methode: Eine *Verhütungs*methode, die von einem Mann namens Knaus-Ogino erfunden wurde. Weil sie darauf beruht, die unfruchtbaren Tage der Frau auszurechnen, indem in einem Kalender die Tage der *Regelblutung* eingetragen werden, nennt man sie auch *Kalender-Methode.*

Kohabitation: Ein sehr altmodisches Fremdwort, das wörtlich »Beiwohnung« bedeutet. Gemeint ist *miteinander schlafen*, *bumsen* oder *vögeln.*

Koitus: (auch *Coitus* geschrieben) Ein Fremdwort für *Geschlechtsverkehr.*

Kokettieren: Ein altmodisches Wort aus dem Französischen, das »liebäugeln« bedeutet. Heute sagt man meistens *flirten.*

Kokotte: Ein veraltetes, aus dem Französischen stammendes Wort für eine Edel-*Hure.* Der moderne Ausdruck dafür ist *Callgirl.*

Kondom: Das einzige *Verhütungsmittel* für den Mann. Ein hauchdünner Gummiüberzug, der über das steife *Glied* gezogen wird, bevor man miteinander schläft. Die *Samenflüssigkeit* wird darin aufgefangen. So verhindert man, daß die *Samenzellen* in die *Gebärmutter* gelangen und ein *Ei befruchten* können.

Das Kondom ist außerdem das einzige Verhütungsmittel, das auch vor der Ansteckung mit *sexuell übertragbaren Krankheiten*, besonders vor *AIDS*, schützt.

Man kann Kondome in Apotheken, Drogerie- und Supermärkten, an Automaten und

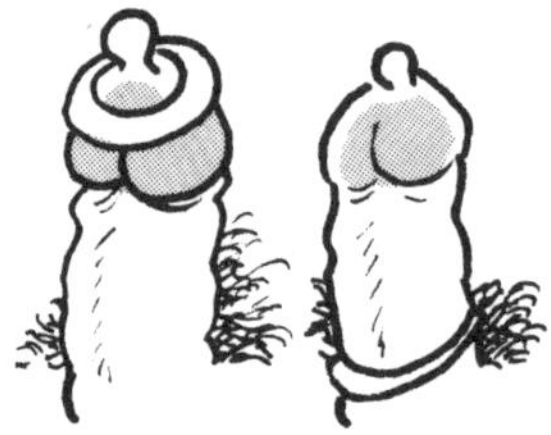

manchmal auch in *Beratungsstellen*, z. B. von *Pro Familia* oder der *AIDS-Hilfe*, kaufen.

Auf der Packung muß ein Haltbarkeitsdatum und der Hinweis »einzeln elektronisch geprüft« stehen.

Kondylome: Ein medizinisches Fremdwort für *Feigwarzen.*

Konkubine: Ein altmodisches Fremdwort, das übersetzt »Beischläferin« bedeutet. Es war eine Bezeichnung für die *Geliebte* eines hochgestellten Mannes, z. B. eines Fürsten oder Königs.

Kontaktanzeige: In vielen Stadtmagazinen und Anzeigenblättern, aber auch in einigen Tageszeitungen findet man regelmäßige Kleinanzeigen, mit denen Menschen versuchen, andere Leute kennenzulernen. Einige suchen auf diesem Weg einfach nach Männern oder Frauen mit gleichen Interessen, um ihren Freundeskreis zu erweitern. Viele hoffen durch eine Anzeige die große *Liebe* zu finden, während andere Männer oder Frauen (oder beides) für *Sex* pur treffen wollen.

Fast immer werden Kontaktanzeigen mit einer Chiffre aufgege-

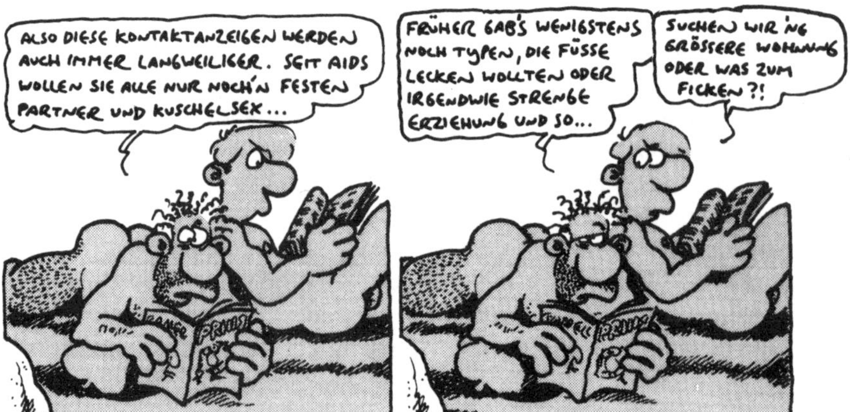
ALSO DIESE KONTAKTANZEIGEN WERDEN AUCH IMMER LANGWEILIGER. SEIT AIDS WOLLEN SIE ALLE NUR NOCH'N FESTEN PARTNER UND KUSCHELSEX...
FRÜHER GAB'S WENIGSTENS NOCH TYPEN, DIE FÜSSE LECKEN WOLLTEN ODER IRGENDWIE STRENGE ERZIEHUNG UND SO...
SUCHEN WIR 'NE GRÖSSERE WOHNUNG ODER WAS ZUM FICKEN?!

eben, man erfährt also nicht, wer dahinter steckt, sonder schickt seine Antwort (häufig wird auch um ein Photo gebeten) an eine Nummer und muß dann abwarten. Anzeigen können also eine praktische Sache sein, um erst mal möglichst viel von der oder dem anderen zu erfahren, bevor man sich selber zeigt. Das verhindert allerdings nicht gewisse Enttäuschungen, wenn sich beim ersten Treffen herausstellt, daß das Photo schon etwas älter war und der Brief interessanter als die Person, die ihn geschrieben hat.

Kontrazeption: Ein Fremdwort für *Verhütung.*

Krätze: Eine *sexuell übertragbare Krankheit.* Der medizinische Fachausdruck dafür ist *Skabies.*

Die Krankheit wird durch Milben verursacht, die in die Haut eindringen und dort kleine Gänge bohren. Man bemerkt sie durch heftigen Juckreiz, vor allem nachts. An den befallenen Hautstellen bilden sich kleine rote Pikkelchen. Die ersten Krankheitserscheinungen treten meist erst einige Wochen nach der Ansteckung auf.

Übertragen wird die Krätze durch Hautkontakt, nicht nur beim *Sex.* Außerdem kann eine Ansteckung auch durch direkt gemeinsam benutzte Bettwäsche oder Handtücher passieren.

Zur Behandlung bekommt man in der Apotheke rezeptfrei Salben und Gels, die das Problem meist innerhalb weniger Tage beseitigen. Weil sich die Krätze oft nicht eindeutig von einer Allergie unterscheiden läßt, sollte man aber auf jeden Fall zu einem Hautarzt gehen, wenn man glaubt, sich angesteckt zu haben.

Kuppelei: Eine »Straftat«, die zum Glück abgeschafft wurde. Noch bis in die sechziger Jahre war es verboten, »unverheirateten Partnern Gelegenheit und Raum zu geben«, um *miteinander zu schlafen.*

Nach dem heutigen Sexualstrafrecht ist es nur noch verboten, »sexuellen Handlungen einer Person unter 16 Jahren Vorschub« zu leisten. Das gilt aber nicht für Erziehungsberechtigte. Eltern müssen also ihren Kindern nicht verbieten, Sex vor dem sechzehnten Geburtstag auszuprobieren.

Kuß: Eine zärtliche Berührung mit den Lippen.

Es gibt sehr viele verschiedene Küsse. Es kommt ganz darauf an, wer wen küßt, wie heftig und wohin.

Manche Menschen küssen sich zur Begrüßung und zum Abschied. Einige küssen sich dabei auf den Mund, andere berühren die Wange mit den Lippen oder deuten einen Kuß nur an.

Wenn Verliebte sich lange und heftig küssen, sagt man dazu auch Knutschen. Dabei werden meistens auch nicht nur die Lippen aufeinander gepreßt, sondern der Mund wird zum *Zungenkuß* geöffnet.

Beim *Sex* küssen Menschen sich am ganzen Körper, besonders an den *erogenen Zonen.* Durch intensives Küssen der *Geschlechtsorgane* kann manchmal sogar ein *Orgasmus* ausgelößt werden.

Beliebt als Zärtlichkeit sind auch der Eskimo-Kuß, bei dem die Nasenspitzen sanft aneinander gerieben werden, und der Schmetterlings-Kuß, bei dem mit den Wimpern eines Auges die Wange gestreichelt wird.

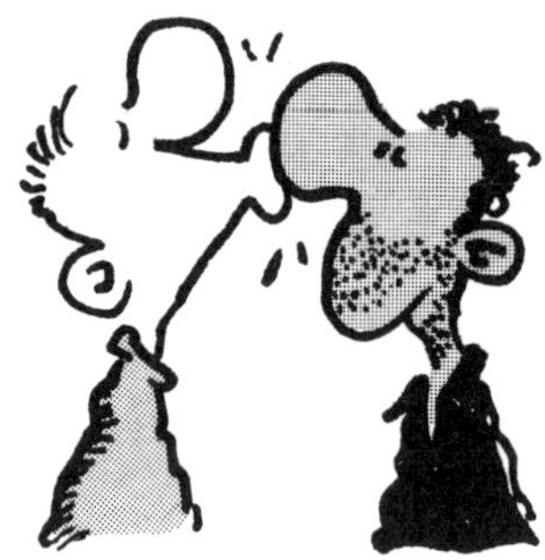

Latte: Eine andere Bezeichnung für einen erigierten Penis. Manche sagen auch *Steifer* oder *Ständer*.

Lesbe: Eine Frau, die Frauen liebt und sich sexuell von ihnen angezogen fühlt. Diese Bezeichnung für *homosexuelle* Frauen ist abgeleitet vom Namen der griechischen Insel Lesbos. Dort lebte ungefähr um 600 v. Chr. die homosexuelle Dichterin Sappho, die für ihre Verse über die Liebe unter Frauen berühmt geworden ist.

Genau wie das Wort *schwul* für homosexuelle Männer, verwenden viele Menschen die Bezeichnung »lesbisch« als Beschimpfung. Gleichzeitig nennen Lesben sich aber selber so, um deutlich zu machen, daß sie zu ihren Gefühlen stehen und es gut finden, lesbisch zu sein. In allen größeren Städten gibt es verschiedene Möglichkeiten für Lesben, sich zu treffen. Informationen darüber bekommen

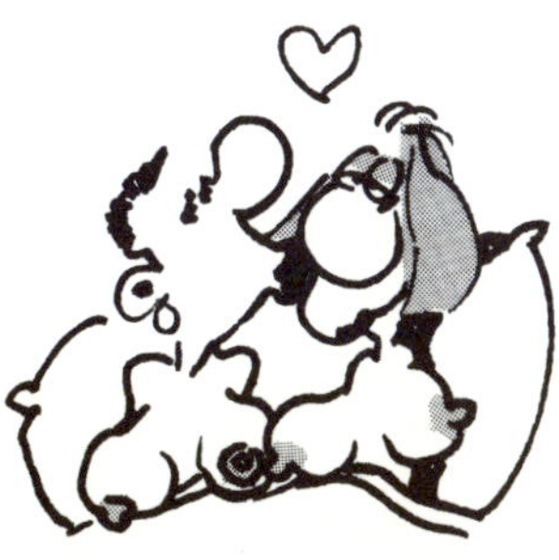

Frauen und Mädchen in Frauenbuchläden, Lesben- und Schwulen-Zentren oder über *Rosa Telefone*.

Libido: Ein medizinisch-psychologisches Fremdwort für *Lust* oder *Trieb*.

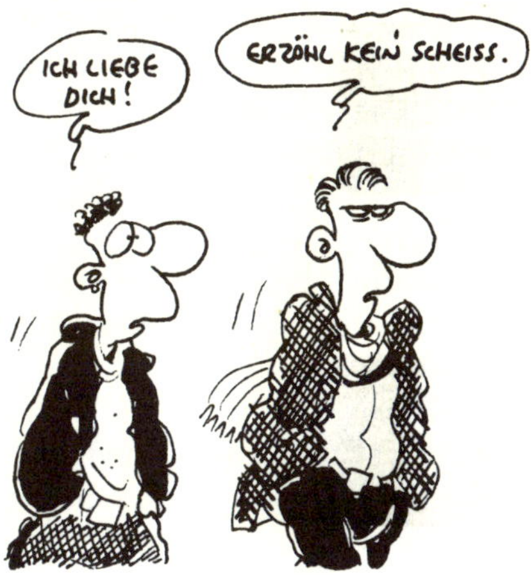

Liebe: Niemand ist wirklich in der Lage, zu beschreiben oder zu erklären, was genau Liebe ist. Die damit verbundenen *Gefühle* sind sehr vielfältig und werden von jedem Menschen anders erlebt und bewertet.

Wenn wir einen Menschen lieben, bedeutet das, daß wir ihn sehr gern haben und ihm nah sein wollen. Wir fühlen uns in seiner Gegenwart sehr gut und geborgen und möchten am liebsten immer mit ihm zusammen sein.

Nicht alle Menschen meinen jedoch mit dem Wort »Liebe« das gleiche. Manche setzen Liebe mit *Sex* gleich. Sie sagen z. B. »Liebe machen« oder »lieben«, wenn sie *miteinander schlafen*, *vögeln* oder *ficken* meinen. Andere sind der Meinung, daß Sex nur ein Teil der Liebe ist und man deshalb nur miteinander schlafen sollte, wenn man sich wirklich liebt. Wieder andere glauben, man könne nur mit Sex beweisen, daß man jemanden liebt.

Natürlich gibt es auch Liebe, die nichts mit Sex zu tun hat, z. B. zu Eltern, Großeltern oder Geschwistern. Auch einen Freund oder eine Freundin zu lieben, bedeutet nicht automatisch, mit ihm oder ihr schlafen zu wollen.

Liebesspiel: Der Begriff wird sehr verschieden verwendet. Es kann sowohl *Flirten*, als auch *Petting* oder *miteinander schlafen* gemeint sein.

Lues: Eine andere Bezeichnung für *Syphilis*, eine *sexuell übertragbare Krankheit*.

Lümmeltüte: Ein anderes Wort für *Kondom* oder *Präservativ*.

Lust: Man kann Lust auf etwas haben oder Lust dabei empfinden, etwas zu tun. Manchmal sagt man statt Lust auch *Geilheit*, wenn man ausdrücken will, daß sexuelle Lust gemeint ist.

Lusttropfen: Wird auch *Freudentropfen* genannt. Ein wenig *Samenflüssigkeit*, die vor dem Erguß herauskommt und einen feuchten Tropfen auf der *Eichel*spitze bildet.

Macho: Ein Mann, der sich besonders »männlich« aufführt. Er spielt sich als »Kraftprotz« und »toller Hecht« auf. Dabei tut er so, als wäre er allen Frauen überlegen, und alle Frauen fänden ihn ganz toll. Machos merken oft gar nicht, daß sie sich mit ihrem übertriebenen Auftreten lächerlich machen.

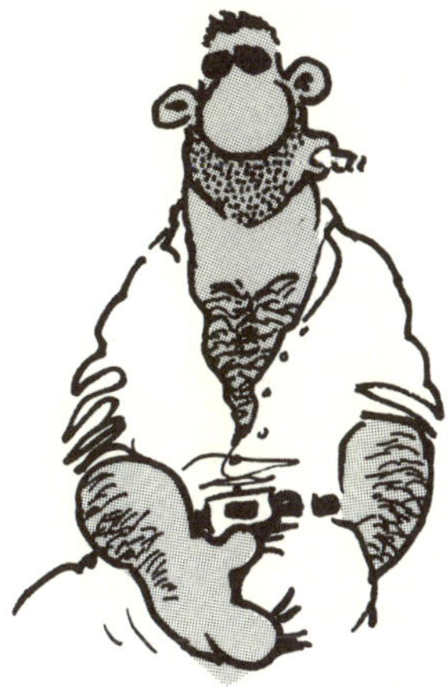

Maskulin: Ein Fremdwort für männlich.

Masochismus: Den Wunsch, von einem *Sex*ualpartner unterdrückt und gequält zu werden, nennt man Masochismus. Oft gehört dazu die *Lust*, Schmerzen zugefügt zu bekommen. Das Wort ist abgeleitet von dem Namen eines österreichischen Schriftstellers des vorigen Jahrhunderts, der Sacher-Masoch hieß. Das Gegenstück zu Masochismus nennt man *Sadismus*.

Masochist: Ein Mensch, der sexuell erregt wird und *Lust* empfindet, wenn er gequält wird.

Massagesalon: Eine Umschreibung für ein *Bordell*. Mit Massage ist dann natürlich *Sex* gemeint.

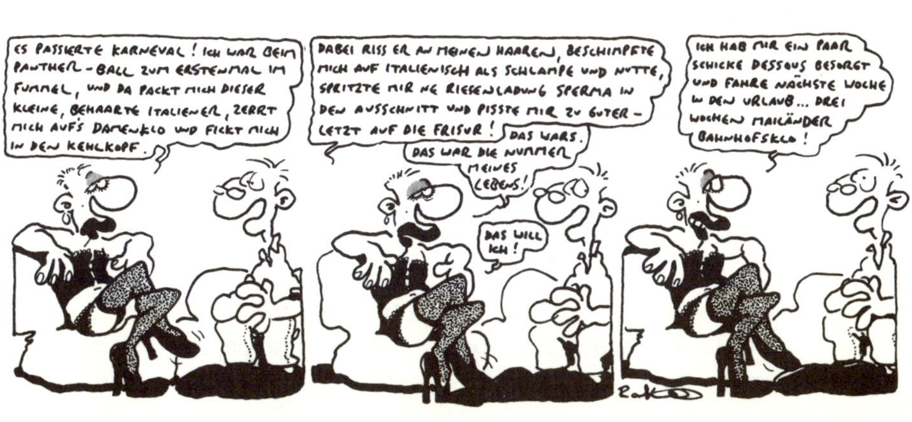
ES PASSIERTE KARNEVAL! ICH WAR BEIM PANTHER-BALL ZUM ERSTENMAL IM FUMMEL, UND DA PACKT MICH DIESER KLEINE, BEHAARTE ITALIENER, ZERRT MICH AUF'S DAMENKLO UND FICKT MICH IN DEN KEHLKOPF.
DABEI RISS ER AN MEINEN HAAREN, BESCHIMPFTE MICH AUF ITALIENISCH ALS SCHLAMPE UND NUTTE, SPRITZTE MIR NE RIESENLADUNG SPERMA IN DEN AUSSCHNITT UND PISSTE MIR ZU GUTERLETZT AUF DIE FRISUR!
DAS WARS. DAS WAR DIE NUMMER MEINES LEBENS!
DAS WILL ICH!
ICH HAB MIR EIN PAAR SCHICKE DESSOUS BESORGT UND FAHRE NÄCHSTE WOCHE IN DEN URLAUB... DREI WOCHEN MAILÄNDER BAHNHOFSKLO!

Richtige Heilmassagen, z.B. bei einer Sportverletzung, bekommt man in einer Massagepraxis.

Massagestab: Ein Hilfsmittel oder Spielzeug für den *Sex.* Man sagt häufig auch *Vibrator* dazu. Ein ungefähr 20 cm langer, 3 bis 5 cm dicker, vorne abgerundeter Stab. Darin sind Batterien und ein kleiner Elektromotor, der Vibrationen erzeugt. Meistens kann man regulieren, wie stark er vibrieren soll. Wenn man ihn an die *Klitoris* oder die *Eichel* hält, kann das ein ganz tolles, kribbeliges Gefühl machen. Vielleicht bekommt man davon sogar einen *Orgasmus.* Manche Menschen genießen es auch, sich einen Vibrator in die Scheide oder den After zu stecken. Die einen benutzen ihn zur *Selbstbefriedigung*, andere spielen damit zusammen mit ihrem Partner oder ihrer Partnerin.

Masturbation: Ein Fremdwort für *Selbstbefriedigung.*

Menarche: Ein medizinischer Fachausdruck, mit dem man den Zeitpunkt der ersten *Regelblutung* eines Mädchens bezeichnet.

Menopause: Die medizinische Bezeichnung für das Aufhören der *Monatsblutung* in den *Wechseljahren* der Frau.

Menses: Ein altmodisches medizinisches Fremdwort für *Regel-* oder *Monatsblutung.*

Menstruation: Ein medizinisches Fremdwort für *Monatsblutung*, das aber so bekannt ist, daß es viele Frauen auch benutzen, wenn sie von ihrer *Periode*, ihrer *Regel* oder ihren *Tagen* sprechen.

Menstruationskalender: Ein kleiner Kalender, in den Frauen die Tage ihrer *Regelblutung* eintragen können. Er ist ein praktisches Hilfsmittel, um herauszufinden, wie der eigene *Zyklus* funktioniert. Die Abstände zwischen den *Monatsblutungen* sind nicht bei allen Frauen gleich. Vor allem in der *Pubertät* kann es anfangs große Schwankungen geben, weil der *Hormon*haushalt des Körpers einige Zeit braucht, um ein neues Gleichgewicht zu finden. Wenn Mädchen in dieser Zeit für jeden Tag der Blutung ein Kreuz in den Kalender machen, können sie nach einigen Monaten ausrechnen, wie lang ihr Zyklus durchschnittlich ist.

Wenn Frauen mit der *Kalendermethode verhüten* wollen, werden diese Informationen dazu verwendet, die *fruchtbaren Tage* zu bestimmen.

Menstruationsschwamm: Ein kleines Schwämmchen, das als »natürlicher« *Tampon* verwendet wird. Es ist ein rundes Stück Naturschwamm von ungefähr 5 bis 7 Zentimeter Durchmesser, das während der *Monatsblutung* in der *Scheide* getragen wird. Das Schwämmchen saugt die Menstruationsflüssigkeit auf, genau wie ein Tampon. Es hat den Vorteil, daß es mehrmals verwendet werden kann. Wenn es voll ist, wird es einfach mit kaltem Wasser ausgewaschen und wieder benutzt. Außerdem ist es nicht chemisch behandelt, wie die Watte von Tampons. Es werden also keine schädlichen Stoffe an den Körper abgegeben. Der Schwamm saugt auch nur überschüssige Flüssigkeit auf, das heißt, die Scheide wird nicht ausgetrocknet, wenn die *Periode* nachläßt.

Verkauft werden Menstruationsschwämmchen in Frauengesundheitsläden, in Apotheken, Frauenbuchläden oder *Beratungsstellen* der *Pro Familia*.

Mikropille: Eine neu entwickelte Art der »normalen« Verhütungs-*Pille*, die auch täglich eingenommen werden muß.

Durch neue chemische Entwicklungen ist es möglich geworden, Pillen mit besonders wenig *Östrogen* herzustellen. Sie sind genauso wirksam und sicher, verursachen aber viel seltener Nebenwirkungen.

Es gibt mittlerweile verschiedene Marken mit dem neuen Rezept. Wahrscheinlich wird es langfristig nur noch diese Art von Pille geben. Viele *Frauenärztinnen* und *-ärzte* verschreiben nur noch sie.

Milchdrüsen: In dem Fettgewebe, das die *Brüste* der Frau formt, befinden sich *Drüsen*, in denen nach der *Geburt* eines Kindes die Muttermilch gebildet wird. Durch feine Gänge wird die Milch zu den *Brustwarzen* geleitet, wo sie vom Baby herausgesaugt werden kann.

Minipille: Eine *Verhütungs*pille mit einer anderen Zusammensetzung als die »normale« *Pille*. Sie enthält nur das *Hormon Gestagen*. Diese Art Pille ist zwar nicht so belastend für den Körper, aber dafür auch viel unsicherer. Sie verhindert nicht den *Eisprung*, sondern bewirkt, daß der Schleim im *Gebärmuttermund* sich verfestigt und keine *Samenzellen* in die *Gebärmutter* läßt. Außerdem wird die Schleimhaut in der Gebärmutter so verändert, daß sich ein befruchtetes *Ei* nicht einnisten kann. Die Minipille muß jeden Tag sehr pünktlich eingenommen werden, auch während der Periode. Wenn sie mehr als zwei Sunden vergessen wird, wirkt sie schon nicht mehr. Sie muß von einer *Frauenärztin* oder einem *-arzt* verschrieben werden.

Missionarsstellung: Eine *Stellung* beim *Vögeln*. Die Frau liegt auf dem Rücken und spreizt die Beine, der Mann liegt auf ihr und dringt dabei mit dem *Glied* in die *Scheide* ein.

Die Bezeichnung wurde von den Einheimischen tropischer Länder erfunden. Sie machten sich darüber lustig, daß christliche Missionare ihnen beibringen wollten, daß dies die einzig richtige Art sei, wie man *miteinander schlafen* darf.

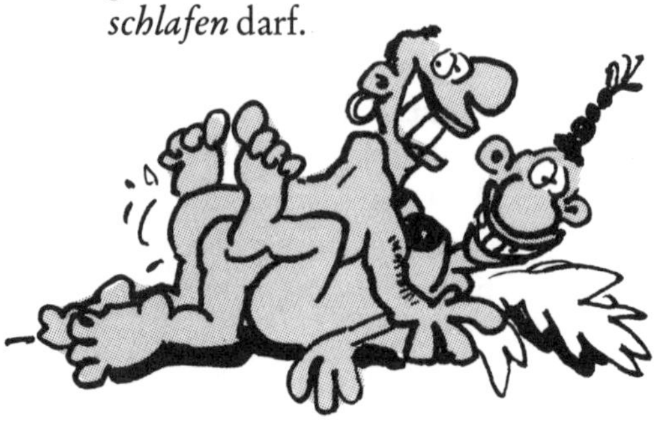

Miteinander schlafen: Gemeint ist damit *Sex* machen, *vögeln, bumsen, Geschlechtsverkehr* haben. Schlafen wird dabei sicherlich niemand. Es ist ein Versuch, eine unverfänglich-harmlose, angenehm klingende Bezeichnung für Sex zu finden, die niemanden erschreckt oder beleidigt.

Möse: Ein anderes Wort für *Scheide*. Manche Frauen finden den Begriff angenehm und benutzen ihn gerne, andere empfinden ihn als abwertend und beleidigend.

Monatsblutung: Ein anderes Wort für *Menstruation, Regelblutung* oder *Periode*. Alle Frauen bekommen in der *Pubertät* ihre erste Blutung. Das ist das Zeichen für die *Geschlechtsreife* des Körpers. Die *Eierstöcke* erzeugen jetzt bei jedem Eisprung das *Geschlechtshormon Östrogen*. Dieses bewirkt, daß die *Gebärmutterschleimhaut* aufgebaut wird, damit sich ein befruchtetes *Ei* einnisten kann. Wenn keine *Befruchtung* stattfindet, wird diese Schleimhaut nicht gebraucht. Dann wird sie ungefähr 14 Tage nach dem Eisprung abgestoßen und innerhalb von 4 bis 6 Tagen durch die *Scheide* ausgeschieden.

Zusammen mit dem Schleim kommt auch etwas Blut heraus, deshalb wird die ganze Flüssigkeit auch als Menstruationsblut bezeichnet. Die Menge ist viel geringer, als die meisten Leute glauben. Normalerweise ist es insgesamt etwa eine halbe Tasse. Weil sich dieser Vorgang in Abständen von ungefähr vier Wochen wiederholt, nennt man ihn Monatsblutung.

Monogamie: Wörtlich bedeutet es »Einehe«. Man bezeichnet damit alle festen *sexuellen* Beziehungen von zwei Menschen, die sexuelle Kontakte zu anderen ausschließen. Dabei ist es egal, ob die beiden miteinander verheiratet sind oder nicht.

Im Gegensatz dazu bezeichnet man feste Beziehungen zu zwei Menschen gleichzeitig als *Bigamie* und zu mehreren als *Polygamie.*

Moral: Die Zusammenfassung aller Grundsätze und Normen für das Zusammenleben von Menschen nennt man Moral. Dazu gehört alles, woran Menschen sich bei der Entscheidung, was richtig oder falsch ist, orientieren. In verschiedenen Gesellschaften und zwischen den unterschiedlichen Gruppen einer Gesellschaft gibt es voneinander abweichende Vorstellungen von Moral. Welche Bewertungen ein Mensch vornimmt, hängt also sehr stark davon ab, wie und wo er aufwächst.

Auch für sexuelles Verhalten gibt es sehr verschiedene moralische Regeln. Nach den Moralvorstellungen der katholischen Kirche ist z. B. *Sex* immer eine Sünde, außer zwischen Mann und Frau in der Ehe, und auch dann nur, um Kinder zu zeugen. Während diese Sexualmoral früher von der Mehrheit mehr oder weniger befolgt wurde, nehmen sich die meisten Menschen heute die Freiheit, selbst zu entscheiden, was sie moralisch oder unmoralisch finden. Von Doppelmoral spricht man, wenn jemand sich selbst anders verhält, als er es von seinen Mitmenschen fordert, zum Beispiel öffentlich sexuelle *Treue* in der Partnerschaft fordert, selbst aber heimlich einen *Seitensprung* macht.

Morgenlatte: Steifes *Glied* beim Aufwachen. Viele Jungen und Männer werden mehr oder weniger regelmäßig morgens mit einem *Ständer* wach. Es gibt verschiedene Erklärungen, warum das so ist. Eine Möglichkeit ist,

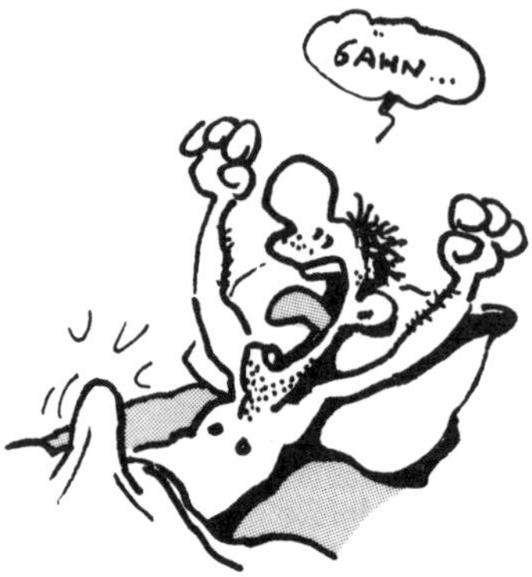

daß die Blase sich über Nacht mit Urin gefüllt hat und auf die Adern drückt, durch die das Blut aus dem *Penis* herausfließt. Dadurch wird das Blut in den *Schwellkörpern* gestaut und macht sie steif und fest. Andererseits kann es auch sein, daß man kurz vor dem Aufwachen etwas Sexuelles geträumt hat und davon noch erregt ist.

Mundsex/Mundverkehr: Der sachliche Begriff für die Reizung der *Geschlechtsorgane* durch Küssen, Lutschen, Lecken oder Saugen.

Umgangssprachlich sagt man beim Mann »*blasen*« und bei der Frau einfach »*lecken*« dazu. Manche Leute nennen es auch »*französisch*«.

Muschi: Ein anderes Wort für die *Scheide*, das besonders von Kindern gebraucht wird.

Mutterkuchen: Ein Organ, das sich während der *Schwangerschaft* in der *Gebärmutter* der Frau bildet. Der Mutterkuchen ist mit dem *Embryo* durch die *Nabelschnur* verbunden und regelt die Versorgung des ungeborenen Kindes mit Nahrung und Sauerstoff sowie den Abtransport verbrauchter Stoffe. Nach der *Geburt* wird er ausgestoßen, deshalb spricht man dann auch von *Nachgeburt*.

Muttermund: Die Öffnung der *Gebärmutter* zur *Scheide*.

Nachgeburt: Kurze Zeit nach der *Geburt* eines Kindes kommt aus der *Gebärmutter* der *Mutterkuchen* heraus, der das Baby während der *Schwangerschaft* versorgt hat, weil er jetzt nicht mehr gebraucht wird. Bei einer neuen Schwangerschaft wird vom Körper der Mutter auch ein neuer Mutterkuchen gebildet.

Nachspiel: Nach dem *Orgasmus* muß die *Zärtlichkeit* nicht sofort zu Ende sein. Genauso wie man sich durch das *Vorspiel* langsam in die *Lust* hineinsteigern kann, kann man die Lust auch langsam mit viel Schmusen und Streicheln ausklingen lassen.

Leider kann *Sex* aber auch ein »böses Nachspiel« haben: Wenn man sich zum Beispiel nicht um *Verhütung* gekümmert hat und die Frau ungewollt *schwanger* wird.

Narzißmus: Ein Fremdwort für Selbstverliebtheit. Es wird abgeleitet von dem Namen, eines schönen Jünglings aus einer alten griechischen Sage, Narziß. Er hatte sich in sein eigenes Spiegelbild so sehr verliebt, daß er niemand anderes wollte und sich aus lauter Sehnsucht schließlich selbst umbrachte. Das Wort wird von Psychologen verwendet, um eine bestimmte Art von Persönlichkeitsstörung zu bezeichnen.

Das bedeutet aber nicht, daß es verkehrt ist, sich selbst zu mögen. Es ist sogar sehr wichtig, sich selbst liebenswert zu finden. Nur dann hat man das Selbstbewußtsein, um andere zu lieben und sich auf sie einzulassen.

Als »narzißtisch« bezeichnet man einen Menschen, der nur sich selbst liebt und bewundert. Er hält sich für besser, schöner, klüger und erfolgreicher als alle anderen und übertreibt seine Fähigkeiten. Beim *Sex* achten solche Menschen meistens nur auf ihren eigenen Spaß und interessieren sich nicht für die Wünsche und Bedürfnisse des anderen.

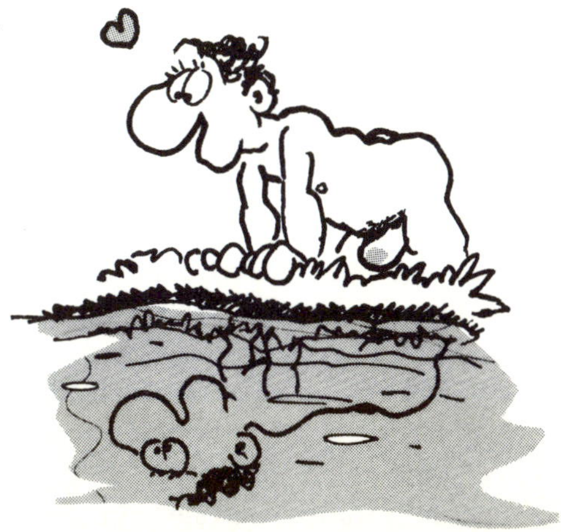

Natürliche Empfängnisverhütung: Alle Methoden, bei denen man ohne äußere Hilfsmittel versucht, eine *Schwangerschaft* zu vermeiden, werden so genannt.

Mit der *Kalender-*, der *Temperatur-* oder der *Schleim-Struktur-Methode* kann eine Frau ihre fruchtbaren und unfruchtbaren Tage bestimmen. In der Zeit, in der eine *Befruchtung* möglich ist, schläft sie dann nicht mit einem Mann.

Das ist zwar völlig unschädlich für den Körper, aber leider auch oft riskant. Damit diese Art der *Verhütung* sicher klappt, muß die Frau ihren Körper sehr gut kennen. Vor allem während der *Pubertät* ist aber der *Zyklus* oft noch unregelmäßig, und die Mädchen haben noch nicht so viele Erfahrungen, um alle Körperzeichen richtig zu deuten. Außerdem sind ein einigermaßen gleichmäßiger Lebensstil und Disziplin bei der Einhaltung dieser Verhütungsregeln wichtig.

Manchen Frauen ist es sehr wichtig, daß die Verhütung nicht in ihren *Hormon*haushalt eingreift und ihren Körper nicht verändert. Deshalb entscheiden sie sich für die natürlichen Methoden. Frauen, die sich dadurch eingeschränkt fühlen, daß sie beim *Sex* nicht immer spontan alles machen können, suchen sich normalerweise ein *Verhütungsmittel*, das besser zu ihnen bzw. ihrer Lebenssituation paßt.

Nebenhoden: Sammelgänge, die auf den Oberflächen der *Hoden* liegen. Nachdem die *Samenzellen* in den Hoden gebildet wurden, wandern sie durch diese Gänge und entwickeln dabei die Fähigkeit, sich fortzubewegen. Sie benötigen dazu einige Wochen.

Necking. Englisches Wort für Schmusen, im Gegensatz zum *Petting* werden dabei aber nicht die *Geschlechtsorgane* berührt. Der Begriff kommt aus den USA und wird in letzter Zeit auch bei uns öfter verwendet.

Nekrophilie: Ein Fremdwort für *Lust* an *Sex* mit Leichen oder sexuell erregt werden durch den Anblick von Toten.

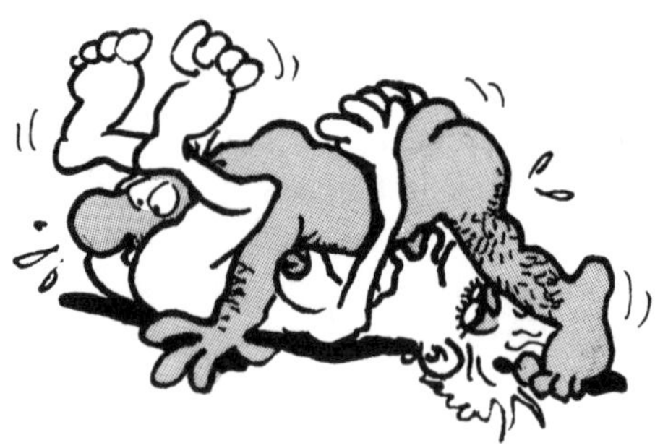

69: Bezeichnung für eine *Stellung* beim *Sex.* Die Partner legen sich so nebeneinander oder aufeinander, daß beide gleichzeitig die *Geschlechtsorgane* des anderen mit Mund und Zunge berühren und liebkosen können.

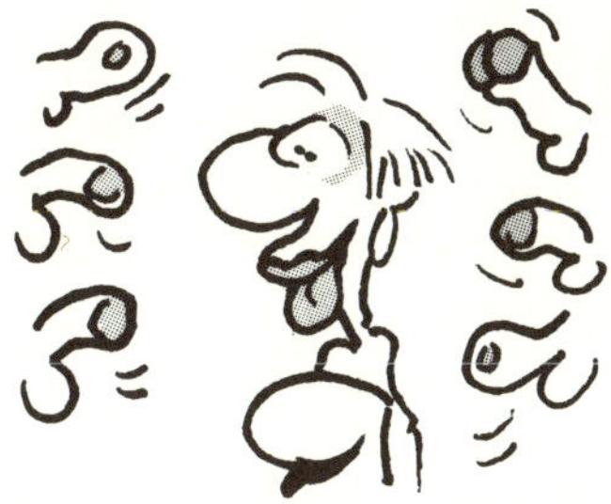

Notzucht: Eine altmodische Bezeichnung für *Vergewaltigung* und *sexuellen Mißbrauch.*

Nüsse: Eine umgangssprachliche Bezeichnung für die *Hoden.*

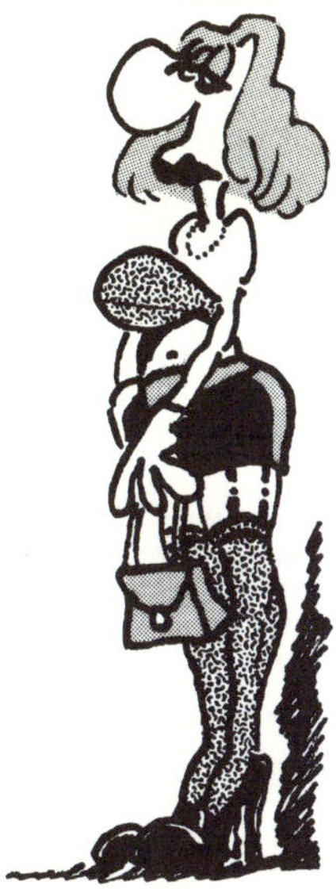

Nutte: Andere Bezeichnung für *Hure* oder *Prostituierte.* Oft ist es abwertend gemeint und wird auch als Beschimpfung für Frauen benutzt.

Nymphe: Ein altgriechisches Wort für Braut und *Jungfrau.*

Nymphomanie: Ein Fremdwort für extrem gesteigerte sexuelle *Lust* bei Frauen. Seltsam ist nur, daß es für Männer so ein Wort nicht gibt. Außerdem kann auch niemand erklären, wieviel *Geil*heit für eine Frau gut ist und wann es zuviel sein soll.

Verschiedene Menschen haben verschieden viel Lust. Und jeder weiß eigentlich auch, daß es Zeiten gibt, in denen man sehr geil ist, und andere, wo man wenig oder gar keinen *Sex* mag. Was genug und was zuviel ist, kann nur jeder für sich selbst bestimmen.

Obszön: Ein Fremdwort, das übersetzt »unanständig«, »anstößig«, »schamlos« oder »schlüpfrig« bedeutet. Kritzeleien auf Toilettenwänden oder versaute Witze werden oft als Obszönitäten bezeichnet.

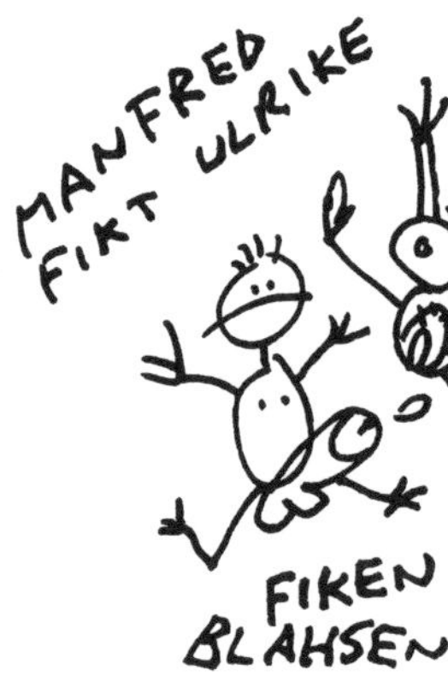
MANFRED
FIKT ULRIKE
FIKEN
BLAHSEN

Östrogen (manchmal auch Estrogen geschrieben): Der Name eines weiblichen *Geschlechtshormons.*

Östrogene werden in den *Eierstöcken* gebildet, aber auch die *Hoden* produzieren geringe Mengen davon. Sie steuern die Entwicklung der weiblichen *Geschlechtsmerkmale*, die Reifung der *Eizellen* und den Aufbau der *Gebärmutterschleimhaut.*

Künstlich hergestelltes Östrogen wird von Frauen mit der *Pille* zur *Verhütung* eingenommen.

Onanie: Ein Fremdwort für *Selbstbefriedigung.*

One-night-stand: Auf deutsch könnte man sagen »Sex-Abenteuer für eine Nacht«.

Oralsex/Oralverkehr: Ein Fachausdruck für *Sex* mit dem Mund an den *Geschlechtsorganen.* Die meisten Leute sagen »lecken« oder *blasen* dazu.

Orgasmus: Der Höhepunkt beim *Sex.* Normalerweise haben Männer gleichzeitig einen *Samenerguß.*

Es ist ein tolles Erlebnis, aber kaum zu beschreiben, weil es bei jedem Menschen immer wieder anders ist. Manchmal ist ein Orgasmus sehr leicht und einfach nur ein angenehmes, entspannendes

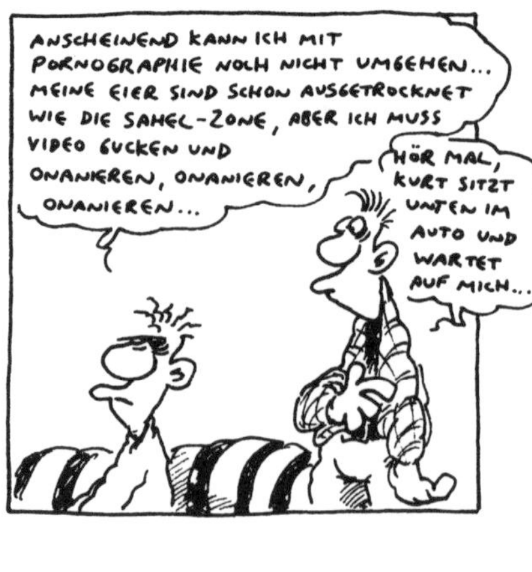
ANSCHEINEND KANN ICH MIT PORNOGRAPHIE NOCH NICHT UMGEHEN... MEINE EIER SIND SCHON AUSGETROCKNET WIE DIE SAHEL-ZONE, ABER ICH MUSS VIDEO GUCKEN UND ONANIEREN, ONANIEREN, ONANIEREN...
HÖR MAL, KURT SITZT UNTEN IM AUTO UND WARTET AUF MICH...

Gefühl. Er kann sich aber auch steigern bis zu heftigem Kribbeln, Pulsieren und/oder Zucken, das von den *Geschlechtsorganen* aus durch den ganzen Körper geht. Wenn die Geschlechtsorgane gereizt werden, entsteht immer mehr *Erregung.* In *Glied* und *Hoden, Kitzler* und *Venuslippen* und in den *Brustwarzen* staut sich das Blut. Verschiedene Muskeln werden angespannt. Wenn die Erregung nicht mehr weiter gesteigert werden kann, lösen sich die Muskelspannungen in rhythmischen Zuckungen und verursachen das Gefühl, das wir Orgasmus nennen.

Obwohl dieser Vorgang oft nur 10 oder 20 Sekunden dauert, gehört der Orgasmus zu den heftigsten Gefühlen, die wir kennen. Manche Menschen beschreiben ihre Empfindungen wie eine »Explosion« oder einen »Vulkanausbruch«, für andere ist es eine riesige *Lust*-Welle durch den ganzen Körper, wieder andere schildern das Gefühl wie Schweben oder Fliegen und bei manchen »geht es ab wie eine Rakete«.

Orgie: In der Antike, im alten Griechenland, bezeichnete man damit ein religiöses Kultfest zu Ehren von Dionysos, dem Gott der *Lust.* Dabei waren alle Teilnehmer verpflichtet, *Sex* miteinander zu haben. Heute meint man mit dem Wort *Gruppensex* oder eine *Sex*-Party. *Prüde* Menschen bezeichnen oft allerdings auch schon Feten, auf denen viel geflirtet und geküßt wird, als Orgie.

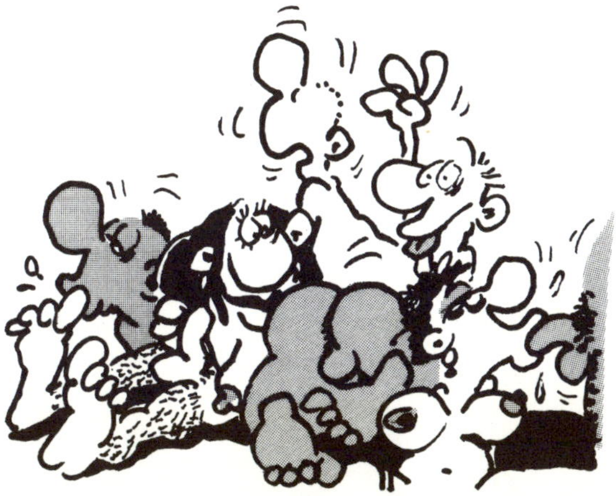

Ovar: Der medizinische Fachausdruck für *Eierstock*.

Ovulation: Der medizinische Fachausdruck für *Eisprung*.

Ovulationshemmer: Die medizinische Bezeichnung für Medikamente, die den *Eisprung* verhindern und deshalb zur *Verhütung* genommen werden können. Umgangssprachlich sagt man einfach »die *Pille*« dazu.

Paarung: Eine Bezeichnung für den *Geschlechtsverkehr*, die normalerweise nur für Tiere angewendet wird.

Päderast: Ein Mann, der eine sexuelle Vorliebe für Jungen in der Pubertät hat.

In Deutschland gelten sexuelle Handlungen von einer Person, die älter als 18 Jahre ist, mit Jungen oder Mädchen, die jünger als 16 Jahre sind, als *sexueller Mißbrauch.* Der Erwachsene kann dafür mit Gefängnis bestraft werden.

Pädophilie: Ein Fremdwort für die sexuelle Vorliebe eines Erwachsenen für Kinder des gleichen oder des anderen *Geschlechts*, die noch nicht in der *Pubertät* sind.

In fast allen westlichen Ländern der Welt ist *Sex* zwischen Erwachsenen und Kindern verboten, weil die Kinder damit psychisch überfordert und geschädigt werden können. Für *sexuellen Mißbrauch* von Kindern werden langjährige Gefängnisstrafen verhängt.

Sexualwissenschaftler sind sich nicht einig, ob Pädophilie eine angeborene Neigung ist, wie *Hetero-* und *Homosexualität*, oder ob es eine Störung ist, die man mit einer Psychotherapie behandeln muß.

Menschen mit diesen Gefühlen erleben ihre Situation als sehr schwierig, weil sie ihre Empfindungen nicht ausleben dürfen. Deshalb betonen Pädophile immer, daß sie nur mit Kindern schlafen wollen, die das auch möchten. Kinder haben aber noch nicht genug sexuelle Erfahrung, um zu verstehen, was jemand mit ihnen machen will, und um eine wirkliche Einwilligung zu geben. Außerdem sind sie Erwachsenen immer unterlegen und trauen sich deshalb oft nicht, »Nein« zu sagen. Aus diesem Grund gibt es sehr strenge Gesetze, um Kinder und Jugendliche vor *sexuellem Mißbrauch* zu schützen.

Für Kinder, die sich von einem Erwachsenen mißbraucht fühlen, gibt es in vielen deutschen Städten Hilfeangebote, z. B. vom Kinderschutzbund oder Jugendamt, oder von speziellen Organisationen wie »ZartBitter« oder »Wildwasser«. Adressen und Telefonnummern stehen am Ende des Buches.

Menschen, die Hilfe beim Umgang mit ihren pädophilen Gefühlen suchen, können sich an Sexual-

beratungsstellen oder Psychotherapeuten wenden.

§ 218: Der Paragraph des deutschen Strafgesetzbuches, in dem der *Schwangerschaftsabbruch* geregelt ist. Dieses Gesetz wurde schon oft geändert und ist immer noch sehr umstritten. Es gibt Politiker, die *Abtreibungen* ganz verbieten wollen. Andere sind der Meinung, der § 218 sollte ganz abgeschafft werden, damit Frauen frei entscheiden können, ob sie eine *Schwangerschaft* austragen oder nicht. Zwischen diesen extremen Ansichten einen Kompromiß zu finden, ist sehr schwierig.

Bis 1993 bestimmte der § 218, daß ein Abbruch nur innerhalb der ersten 12 Wochen nach einer ärztlichen *Indikation* und einem Beratungsgespräch vorgenommen werden durfte. Ausnahmen wurde nur gemacht, wenn die Schwangerschaft das Leben der Frau gefährdet hätte oder der *Embryo* geschädigt war. Diese Regelung nannte man Indikationslösung.

1993 beschloß der Bundestag eine Änderung des Gesetzes, durch die die Indikation abgeschafft wurde. Weil einige Politiker, die bei der Abstimmung unterlegen waren, meinten, das ungeborene Leben werde jetzt nicht mehr ausreichend geschützt, riefen sie das Bundesverfassungsgericht an. Das Gericht war der Meinung, der neue § 218 sei nicht verfassungsgemäß. Es entschied deshalb, daß der Bundestag noch einmal ein neues Gesetz verabschieden muß. Bis dahin gilt eine Übergangsregelung.

Vielleicht gibt es bis zum Erscheinen dieses Buches ja schon eine neue Regelung für den Schwangerschaftsabbruch. Die neuesten Informationen dazu bekommt man in Schwangerschafts*beratungsstellen* der Arbeiterwohlfahrt, Caritas, Diakonie oder *Pro Familia*.

§ 175: Eine Bestimmung aus dem Sexualstrafrecht der alten Bundesrepublik, das von den Nazis übernommen worden war. Bis 1969 war nach diesem Paragraphen jede Form von *Sex* zwischen Männern verboten und wurde mit Gefängnis bestraft. 1969 wurde das Gesetz geändert und lautete dann:

»Ein Mann über achtzehn Jahre, der sexuelle Handlungen an einem Mann unter achtzehn Jahren vornimmt oder von einem Mann unter achtzehn Jahren an sich vornehmen läßt, wird mit Freiheitsstrafe bis zu fünf Jahren oder mit Geldstrafe bestraft.«

Der Paragraph stellte auch noch mit dieser Formulierung eine schlimme Diskriminierung von *Schwulen* dar, weil er das Schutzalter bei Sex unter Männern höher ansetzte als bei Sex zwischen Männern und Frauen. 1994 wurde er endlich aus dem Strafgesetzbuch der Bundesrepublik Deutschland gestrichen.

Pariser: Eine andere Bezeichnung für das *Kondom*. Woher das Wort kommt, läßt sich nicht mehr herausfinden, wahrscheinlich ist es entstanden als Verulkung des Wortes *Präser(vativ)*.

Pearl-Index: Ein Verfahren, mit dem man versucht, die Sicherheit von *Verhütungs*methoden und -mitteln zu messen, erfunden von dem Amerikaner Raymond Pearl. Man zählt dabei, wie viele ungewollte *Schwangerschaften* es gibt, wenn 100 Frauen oder Männer ein Jahr lang eine bestimmte Verhütungsart benutzen.

Hört sich zwar gut an, hilft aber dem einzelnen nicht viel, denn meistens ist die Methode am sichersten, mit der man gut umgehen kann, weil man sich damit wohl fühlt.

Pedicatio: Ein medizinisches Fremdwort für *Analverkehr*.

Peepshow: Das englische Verb »to peep« bedeutet »heimlich gucken«.

Eine oder mehrere Frauen (manchmal auch Männer oder Paare) stellen sich in einem Raum zur Schau. Drumherum sind kleine Kabinen mit Guckfenstern. Wenn jemand Geld in einen Automaten wirft, öffnet sich die Klappe vor dem Fenster, und man kann für eine bestimmte Zeit in den Raum hineinschauen.

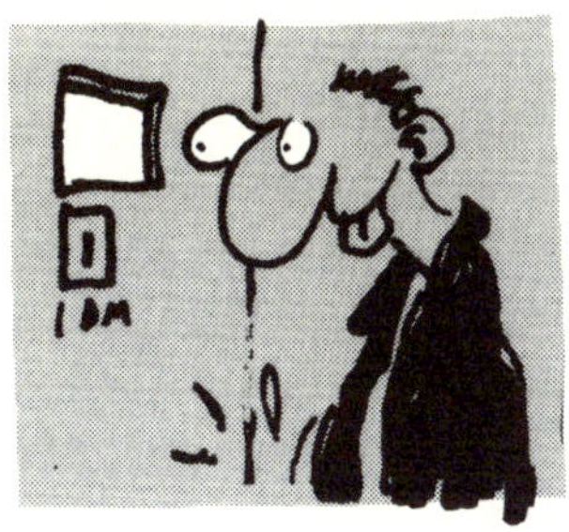

Heute hat fast jeder *Sex-Shop* auch Video-Kabinen, in denen *Porno*filme gezeigt werden. Manchmal wird das auch Video-Peepshow genannt. Weil Filme abspielen viel billiger ist, gibt es mittlerweile kaum noch Live-Shows. Außerdem wurden z. B. in Hamburg Live-Shows verboten, weil das nackte Zurschaustellen, ohne zu wissen, wer zuguckt, als menschenunwürdig eingestuft wurde.

Penetration: Ein Fremdwort für das Eindringen des *Gliedes* in die *Scheide* oder den *After*.

Penis: Die medizinische Bezeichnung für das männliche *Geschlechtsorgan*. Die meisten Leute gebrauchen eher Worte wie *Glied*, *Schwanz*, oder *Pimmel*.

Periode. Ein anderer Ausdruck für *Regel-* oder *Monatsblutung*.

Perle: Ein etwas altmodisches Wort für *Klitoris* oder *Kitzler*. Außerdem ist es, vor allem im Ruhrgebiet, ein beliebter Kosename für die Freundin oder Frau.

Perversion/pervers: Ein lateinisches Fremdwort für Abweichungen vom Normalen. Man sagt auch *abartig* oder *abnorm*.

Hauptsächlich verwendet man die Bezeichnung für Menschen, die sexuell anders veranlagt sind als die Mehrheit. Früher wollte man damit ausdrücken, daß solche Empfindungen und Verhaltensweisen krankhaft sind. Ernsthafte Sexualforscher benutzen das Wort heute nicht mehr, weil es diskriminierend ist. Man hat eingesehen, daß bestimmte Arten von *Sex* nicht schlecht oder falsch sind, nur weil sie der Mehrheit der Menschheit nicht gefallen.

Pessar: Eine Abkürzung für *Scheidenpessar*. Es wird häufig auch *Diaphragma* genannt.

Petting: Schmusen und Streicheln am ganzen Körper, auch an den *Geschlechtsorganen*. Manche machen es bis zum *Orgasmus*.

Pflaume: Eine altmodische Bezeichnung für *Kitzler* und *Schamlippen* der Frau.

Phallus: Ein Fremdwort für das (steife) *Glied*. Meistens verwendet man das Wort, wenn die Darstellung eines erigierten *Penis* als Zeichen für Kraft und *Fruchtbarkeit* gemeint ist.

Phallussymbole: Alle Gegenstände, die von ihrer Form her an ein steifes *Glied* erinnern, kann man als Phallussymbol bezeichnen, z. B. Zigarren, Gurken oder Bananen, aber auch Fabrikschornsteine oder Raketen, wenn man es gerne etwas größer hätte. Häufig ist dabei die Phantasie des Betrachters wichtiger als der Gegenstand.

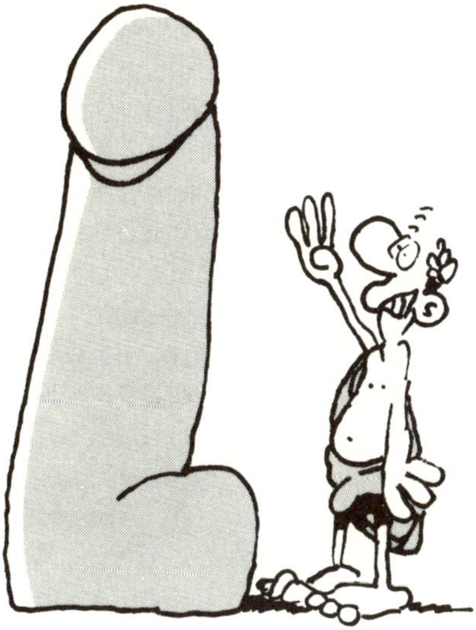

Phimose: Medizinisches Fremdwort für *Vorhaut*verengung.

Pickel: Eine verstopfte Hautpore, die sich entzündet hat und deshalb anschwillt. Wenn Jugendliche in der *Pubertät* Pickel im Gesicht, am Hals und auf dem Rücken bekommen, nennt man das auch *Akne.*

Pille: Ein *Verhütungsmittel* für die Frau.

Es ist ein Medikament, das die künstlich hergestellten *Geschlechtshormone Östrogen* und *Gestagen* enthält. Normalerweise regeln diese Stoffe die Reifung der *Eizelle* und den *Eisprung.* Während der *Schwangerschaft* werden sie verstärkt vom Körper der Frau produziert, um den *Eierstöcken* zu signalisieren, daß der Vorgang des Eisprungs unterbrochen werden soll, da ja bereits ein befruchtetes Ei in der Gebärmutter ausgetragen wird.

In der Pille sind die Hormone so dosiert, daß sie diesen Effekt nachmachen. Außerdem bewirken sie eine Verfestigung des Schleims im *Gebärmutter*eingang, so daß die *Samenzellen* nur noch schwer hereinkommen können. Auch die *Gebärmutterschleimhaut* wird so verändert, daß sich kein *Ei* mehr einnisten kann.

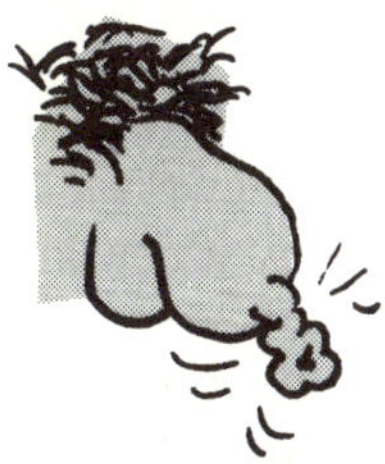

In jeder Pille ist die Hormonmenge für 24 Stunden enthalten, deshalb muß sie täglich genommen werden. Wird sie länger als 12 Stunden vergessen, sinkt der Hormonspiegel im Blut so weit ab, daß die Eierstöcke wieder reife Eier produzieren können.

Eine Pillenpackung enthält meistens 21 Tabletten. Wenn eine Frau neu anfängt mit der Pille, muß sie die erste am ersten Tag ihrer *Monatsblutung* nehmen. Wenn die Packung aufgebraucht ist, macht sie eine Pause von sieben Tagen, in der es zur Blutung kommt. Es gibt auch Sorten mit 28 Pillen, dann enthalten die letzten 7 keine Hormone. Sie sollen nur helfen, in der Pause nicht durcheinander zu kommen und den Anfangstag der neuen Packung nicht zu versäumen.

Die Pille ist ein rezeptpflichtiges Medikament, das aber nicht von der Krankenkasse bezahlt wird. Sie muß von einer *Frauenärztin* oder *-arzt* verschrieben werden. Normalerweise wird dafür vorher eine Untersuchung gemacht, und die Ärztin/der Arzt bespricht mit der Frau, welche Art Pille am besten für sie geeignet ist.

Manche Frauen bekommen Probleme mit Nebenwirkungen der Pille. Häufige Übelkeit, Gewichtszunahme oder Zwischenblutungen können ein Zeichen sein, daß die Pille nicht vertragen wird. Oft verschwinden diese Nebenwirkungen nach zwei bis drei Monaten, wenn der Körper sich an das Medikament gewöhnt hat. trotzdem sollte die Frau ihre Ärztin/ihren Arzt informieren und eventuell mit ihr/ihm besprechen, ob sie eine andere Sorte ausprobieren kann. Die Pille gilt als das sicherste Verhütungsmittel, das wir zur Zeit haben. Dafür muß aber unbedingt beachtet werden, daß der Schutz sofort verloren geht, wenn eine Pille vergessen wird. Durch Erbrechen oder Durchfall kann verhindert werden, daß die Hormone vom Körper aufgenommen werden, so daß man eventuell nicht mehr ausreichend geschützt ist. Außerdem gibt es Medikamente, die die Wirkung der Pille aufheben, wenn sie gleichzeitig genommen werden. Meistens wird im Beipackzettel darauf hingewiesen. Um sicherzugehen kann man in der Apotheke nachfragen.

Pille danach: Ein Medikament, das als »Notbremse« bei einem *Verhütung*sfehler eingesetzt werden kann. Es ist kein *Verhütungsmittel*.

Wenn ein *Kondom* abgerutscht ist, das *Diaphragma* nicht richtig saß, die *Pille* vergessen wurde oder wegen Durchfall nicht gewirkt hat, kann innerhalb von 48 Stunden die »Pille danach« eingenommen werden. Sie enthält *Hormone*, die eine Einnistung der *Eizelle* in der *Gebärmut-*

terschleimhaut verhindern. Das ist aber nur innerhalb der ersten zwei Tage nach einer *Befruchtung* möglich. Je früher das Medikament genommen wird, desto sicherer ist die Wirkung. Nach ungefähr 14 Tagen bekommt die Frau dann eine normale *Monatsblutung.* Als Nebenwirkungen können Übelkeit oder Erbrechen auftreten.

Die »Pille danach« ist ein verschreibungspflichtiges Medikament. Frauen bekommen sie bei *Frauenärztinnen/-ten* und in *Beratungsstellen* der *Pro Familia.* Am Wochenende kann man sich an Krankenhausambulanzen oder den ärztlichen Notdienst wenden.

Pille für den Mann: Obwohl immer mal wieder in Zeitungen darüber geschrieben wird, gibt es bislang keine Pille für den Mann.

An verschiedenen Orten der Welt wird daran geforscht und experimentiert. Bisher ist aber kein Medikament dabei herausgekommen, das sicher verhindert, daß ein Mann Kinder zeugt, das gleichzeitig aber keine schädlichen Nebenwirkungen hat.

Pillermann: Ein Kinderwort für *Glied* oder *Penis.*

Pilzerkrankung, -infektion: In der *Scheide* und im *After* wachsen bei jedem Menschen Hefepilze. *Hormon*veränderungen durch die *Pille* oder eine *Schwangerschaft*, Behandlungen mit Antibiotika oder Cortison oder allgemeine Abwehrschwäche bei einer schweren Krankheit können dazu führen, daß diese Pilze sich in der Scheide und im After zu stark vermehren. Wenn bei einem Durchfall oder im Schwimmbad oder der Sauna Pilze aus dem Darm in die Scheide gelangen, verursachen sie die gleiche Erkrankung. Die *Schamlippen* schwellen dann an, werden rot und jucken oder brennen stark. Außerdem bekommt die Frau einen trüben weißlichen *Ausfluß.* Männer können sich auch anstecken, haben aber häufig kaum Beschwerden. Trotzdem müssen sie eine Behandlung mitmachen, wenn ihre Freundin oder Frau eine Pilzerkrankung hat, weil die Infektion sonst immer wieder kommt. Mit Salben oder Scheidenzäpfchen, die die *Frauenärztin/* der *Frauenarzt* verschreibt, können die Pilze relativ schnell bekämpft werden. Neuerdings gibt es auch Medikamente zum Einnehmen gegen Pilzinfektionen.

Pimmel: Ein anderer Wort für *Glied, Penis* oder *Schwanz*.

Pimpern: Eine der vielen möglichen Bezeichnungen für *Sex* machen, *miteinander schlafen, fikken, vögeln*.

Pin-up: Ein Foto-Poster von einer nackten oder knapp bekleideten Frau oder einem Mann, meistens aus *Erotik*-Magazinen wie z.B. Playboy oder Playgirl. Im Unterschied zu *Porno*-Bildern wird kein *Sex* gezeigt. Die Bezeichnung bedeutet wörtlich »an die Wand hängen«.

Platonische Liebe: Der Begriff wird abgeleitet vom Namen des altgriechischen Philosophen Plato, der in einem seiner Bücher einen Zustand »seelischer Zuneigung ohne sexuelles Verlangen« beschreibt.

Man spricht deshalb von platonischer Liebe, wenn man beschreiben will, daß zwei Menschen eine nahe und intensive Beziehung haben, aber nicht ineinander verliebt sind und auch keine sexuellen Gefühle füreinander haben.

Plazenta: Der medizinische Fachausdruck für *Mutterkuchen*.

Po (oder Popo): Ein Kosename und Kinderwort für Gesäß.

Pollution: Ein Fremdwort für *Samenerguß* im Schlaf oder *feuchte Träume*. Wörtlich übersetzt heißt es »Besudelung«, also eine ziemlich blödsinnige Bezeichnung für eine Sache, bei der vielleicht ein paar Flecke aufs Bettlaken kommen. Vor allem in der *Pubertät* sind sexuelle Träume bis zum *Orgasmus* völlig normal und außerdem ein tolles Erlebnis. Schmutzig ist daran jedenfalls gar nichts.

Polygamie: Ein Fremdwort für feste sexuelle Beziehungen mit mehr als zwei Menschen gleichzeitig. Im Gegensatz dazu nennt man Beziehungen zu zwei Leuten *Bigamie* und spricht von *Monogamie* bei einer Zweierbeziehung.

Poppers: Ein Rauschmittel, daß manche Menschen beim *Sex* nehmen. Es soll helfen, sich zu entspannen und eine Art »High-Gefühl« auslösen.

Porno: Eine Abkürzung für *Pornographie*, mit der Filme, Bilder, Bücher und neuerdings auch Computer-Spiele bezeichnet werden, in denen *Sex* gezeigt oder beschrieben wird.

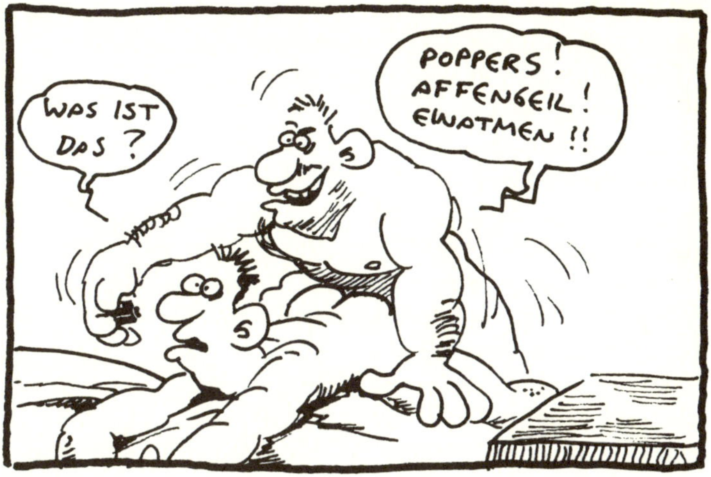

Pornographie: Das Wort kommt ursprünglich aus dem Altgriechischen. Der Pornograph war wörtlich »jemand, der von *Huren* und dem, was sie tun, schreibt«.

Heute bezeichnet man alle Darstellungen von sexuellen Handlungen in Texten und Bildern, die andere beim Lesen oder Anschauen erregen können, als pornographisch. Im Gegensatz zu *erotischen* Bildern, Filmen oder Büchern wird dabei *Sex* nicht nur angedeutet und umschrieben, sondern möglichst deutlich gezeigt.

In Deutschland dürfen pornographische Produkte nur Personen über 18 Jahren zugänglich gemacht werden. Tatsächlich sehen heute aber die meisten Jugendlichen schon viel früher einmal oder auch öfter Pornos. Sich durch *geile* Bilder und Texte anmachen zu lassen, gefährdet Jugendliche auch bestimmt nicht mehr als Erwachsene. Ein Problem ist es allerdings, wenn Pornos die einzige Art der *Aufklärung* sind. Dann vergißt man womöglich, daß *Sexualität* im richtigen Leben viel mehr ist, als nur *Ficken*. Außerdem sind heterosexuelle Pornofilme oft sehr frauenfeindlich. In diesen Filmen wird meist der Eindruck vermittelt, Frauen hätten in der Sexualität keinen eigenen Willen und wären jederzeit bereit, mit jedem Mann, der sie anmacht, Sex zu haben.

Portiokappe: Ein *Verhütungsmittel* für die Frau. Es wird auch

*Muttermund*kappe oder Gebärmutterhalskappe genannt.

Die Portiokappe funktioniert ähnlich wie das *Diaphragma.* Sie verhindert das Eindringen der *Samenzellen* in die *Gebärmutter.* Eine kleine Gummikappe wird zwanzig Minuten vor dem *Geschlechtsverkehr* mit ein wenig samenabtötender Creme gefüllt und in der *Scheide* wie ein kleines Hütchen über den *Muttermund* gestülpt. Dort saugt sie sich fest und kann auch nicht mehr abrutschen, wenn man miteinander schläft.

Die richtige Form und Größe muß bei einer *frauenärztlichen* Untersuchung festgestellt werden. Die Frau muß das Einsetzen und Herausnehmen etwas üben, dann ist die Benutzung relativ einfach und sehr sicher. Für Mädchen und Frauen, denen es unangenehm ist, sich in die Scheide zu fassen, ist dieses Verhütungsmittel allerdings nicht geeignet.

Potenz: Heißt wörtlich »Kraft«. Einerseits meint man damit die Fähigkeit des Mannes, ein steifes *Glied* zu bekommen, andererseits wird das Wort auch benutzt, wenn es darum geht, wie oft jemand hintereinander einen *Orgasmus* haben kann.

Wenn ein Mann trotz *Erregung* »keinen hoch kriegen« kann, nennt man das *Impotenz.*

Präser: Eine Abkürzung für *Präservativ.*

Präservativ: Ein anderes Wort für *Kondom.* Das einzige *Verhütungsmittel* für den Mann.

Priapismus: Eine krankhafte Dauerversteifung des *Gliedes.* Priapismus hat nichts mit sexueller *Erregung* zu tun und kommt nur äußerst selten vor. Weil es sehr schmerzhaft ist, wird ein Mann schnell merken, daß etwas nicht in Ordnung ist, und zum Arzt gehen. Wenn man nicht schnell behandelt wird, kann es zu bleibenden Schäden an den *Schwellkörpern* kommen.

Pro Familia: Die »Deutsche Gesellschaft für *Familienplanung,* Sexualpädagogik und Sexualberatung«. Pro Familia ist ein Verein, der in vielen großen deutschen Städten *Beratungsstellen* betreibt. Es ist die einzige deutsche Beratungsorganisation, die sich auf sexuelle Probleme und Fragen spezialisiert hat.

In der Pro-Familia-Beratungsstelle kann man ...

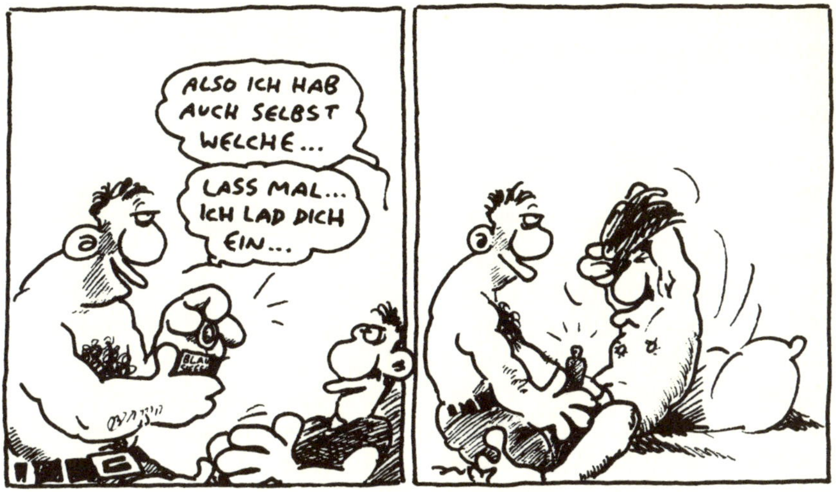
ALSO ICH HAB AUCH SELBST WELCHE...
LASS MAL... ICH LAD DICH EIN...

... sich über *Verhütungsmittel* informieren und Broschüren dazu bekommen,
... *Kondome* kaufen,
... ohne Krankenschein mit einer *Frauenärztin* sprechen und eine Untersuchung machen lassen,
... sich die *Pille* oder die *»Pille danach«* verschreiben oder ein *Diaphragma* anpassen lassen,
... Informationen über *Sterilisation*, Adoption und künstliche *Befruchtung* bekommen,
... einen *Schwangerschaftstest* machen lassen,
... sich in der *Schwangerschaft* beraten und informieren lassen, wenn man Hilfe braucht,
... an *Geburts*vorbereitungskursen teilnehmen,
... eine *§-218*-Beratung machen, wenn man einen *Schwangerschaftsabbruch* machen lassen will (in einigen Städten macht Pro Familia auch den *Abbruch*),
... psychologische Beratung bei sexuellen oder Partnerschaftsproblemen bekommen,
... eine Frauen- oder Männergruppe besuchen,
... mit einer Jugendgruppe oder Schulklasse eine *Aufklärung*sveranstaltung der SexualpädagogInnen besuchen,
... in der Jugendsprechstunde anrufen oder vorbeigehen, um Fragen zu *Liebe* und *Sex* zu stellen.
Alle Informationsmaterialien und die meisten Angebote der Pro Familia sind normalerweise kosten-

los. Die Beraterinnen und Berater unterliegen der Schweigepflicht. Man kann alleine kommen oder jemanden mitbringen, und niemand muß seinen Namen sagen, wenn man eine Frage stellen oder über ein Problem reden will. Am besten ruft man vorher an, um eine Termin zu vereinbaren. Die Telefonnummer und die Adresse stehen im Telefonbuch. Wenn es in einer Stadt keine Pro Familia gibt, kann man in der Zentrale in Frankfurt anrufen. Dort erfährt man, wo die nächste Beratungsstelle ist.

Progesteron: Ein weibliches *Geschlechtshormon*, das von den *Eierstöcken* erzeugt wird und für die *Fortpflanzung* gebraucht wird. Der Stoff bereitet die *Gebärmutterschleimhaut* für die Aufnahme eines befruchteten Eis vor und sorgt für die Erhaltung der Schleimhaut während der *Schwangerschaft*.

Promiskuität: Ein Fremdwort für Sex mit häufig wechselnden *Partnern* oder gleichzeitig mehrere Beziehungen zu haben, mit denen man Sex hat. Man sagt dann, jemand lebt oder verhält sich »promisk«.

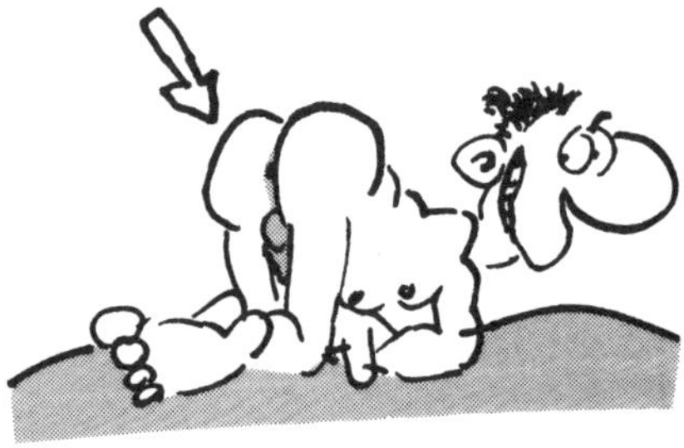

Prostata: Der medizinische Fachausdruck für *Vorsteherdrüse*. Das Organ beim Mann, das die eigentliche *Samenflüssigkeit* produziert. Sie ist ungefähr wallnußgroß und befindet sich im Körper am Anfang der *Harnröhre*. Durch den *After* kann sie als kleine Erhebung getastet werden. Obwohl es nicht sehr bekannt ist, ist die Prostata auch ein *Lustorgan*. Wenn sie mit dem Finger, einem *Dildo* oder durch den *Schwanz* eines anderen Mannes gereizt wird, kann das sogar einen *Orgasmus* auslösen.

Prostituierte/r: Eine Person, die *Prostitution* betreibt. Man sagt auch »sich prostituieren« dazu. Frauen werden meistens als *Hure* oder *Nutte* bezeichnet, bei Männern sagt man *Stricher* oder *Callboy*.

Prostitution: Das Wort kommt aus dem Lateinischen und bedeutete ursprünglich »etwas öffentlich preisgeben oder bloßstellen«.

Heute meint man meistens bezahlten *Sex*, der von *Freiern* auf dem *Strich* in *Puffs* oder über Anzeigen von *Callgirls* und *-boys* gekauft wird. Obwohl manche Leute dazu auch »käufliche *Liebe*« sagen, bekommen die Kunden natürlich für ihr Geld keine *Gefühle*. Oft wollen *Huren* z.B. nicht von den Männern geküßt werden, weil ihnen das zu *intim* ist.

Prüderie: Ein lateinisches Fremdwort für sexuelle *Hemmungen*. Einen Menschen, der alles vermeidet, was mit *Sex* zu tun hat, bezeichnet man als »prüde«.

Oft wird das Wort beleidigend oder abwertend gebraucht. »Sei doch nicht so prüde!« meint dann: »Du bist feige und *verklemmt*!«

Pubertät: Ein Fremdwort, das auf deutsch *Geschlechtsreife* bedeutet. Man bezeichnet damit die Übergangszeit vom Kind zum Erwachsenen. In diesem Abschnitt des Lebens passieren viele körperliche und seelische Veränderungen.

Zwischen dem zehnten und dem zwölften Lebensjahr beginnt der Körper verstärkt *Geschlechtshormone* zu produzieren. Sie sorgen dafür, daß die äußeren und inneren *Geschlechtsorgane* und *-merkmale* sich entwickeln und wachsen.

Bei Mädchen bedeutet das:

Die *Brüste* vergrößern sich, weil jetzt die *Drüsen* wachsen, in denen Milch für ein Baby produziert werden kann. *Scheide*, *Venuslippen* und *Kitzler* werden größer. Unter den Achseln und um die Scheide wachsen Haare.

Der *Zyklus* beginnt. Das heißt, in den *Eierstöcken* reift monatlich eine *Eizelle* und wandert nach dem *Eisprung* in die *Gebärmutter*. Dort wird gleichzeitig die *Gebärmutterschleimhaut* aufgebaut, um ein befruchtetes Ei aufzunehmen. Wenn keine *Schwangerschaft* zustande kommt, werden Schleimhaut und Eizelle als *Monatsblutung* ausgeschieden.

Beim Jungen bedeutet es:

Die *Hoden* wachsen und beginnen *Samenzellen* zu produzieren. Das *Glied* wird länger und dicker. Der Junge kann jetzt einen *Samenerguß* haben und könnte ein Kind zeugen. Unter den Achseln, am *Hodensack* und über dem *Schwanz*, auf Wangen und Hals, auf *Brust*, Armen und Beinen wachsen Haare. Erwachsene Männer sind generell stärker behaart als Frauen. Der Kehlkopf wächst, dadurch entsteht erst der

Stimmbruch, dann wird die Stimme tiefer.

Beginn und Verlauf der körperlichen Entwicklung sind bei jedem Menschen anders. Bei Mädchen setzt die Pubertät meist etwas früher ein als bei Jungen. Abgeschlossen ist der körperliche Veränderungsprozeß normalerweise zwischen dem sechzehnten und dem achtzehnten Lebensjahr.

Pubertät ist auch eine Zeit für seelische Entwicklungen. Dazu gehört immer auch ein Durcheinander in den *Gefühlen*. Das hängt zum Teil direkt mit den Hormonen zusammen, die ein unerklärliches Auf und Ab von Stimmungen produzieren.

Vor allem bedeutet Erwachsenwerden aber auch, selbständiger werden wollen und müssen, das Leben ausprobieren und neue Erfahrungen machen. Das ist aufregend und macht Spaß, gleichzeitig erlebt man aber auch Enttäuschungen und Ängste.

Pubertät ist für die meisten Menschen die Zeit, in der sie sich das erste Mal verlieben und häufig auch den ersten Liebeskummer erleben. In dieser Zeit findet man auch heraus, welche sexuellen Wünsche und Vorlieben man hat. Für jemanden, der *schwule* oder *lesbische* Gefühle spürt, bedeutet das fast immer Verwirrung und *Angst*.

Wenn die Pubertät Probleme macht, sollten Jugendliche sich nicht scheuen, sich Hilfe zu suchen. Zum Beispiel gibt es bei vielen *Beratungsstellen* spezielle Jugendsprechstunden, wo man anrufen oder vorbeigehen kann.

Puff: Ein anderes Wort für *Bordell*.

Quickie: Eine englische Bezeichnung für schnellen *Sex*. Manche sagen auch »schnelle Nummer« dazu. Es bedeutet, daß man sich nicht viel Zeit nimmt (oder nehmen kann), um *miteinander* zu *schlafen*. Ein Quickie kann eine aufregende und lustvolle Möglichkeit sein, Sex zu haben, wenn beide sehr *geil* sind und jetzt sofort ihre *Befriedigung* wollen. Immer nur schnellen Sex machen zu müssen, weil man z. B. keine Ort hat, an dem man längere Zeit ungestört ist, kann auf die Dauer allerdings ziemlich frustrierend werden.

Refraktärperiode: Ein medizinisches Fremdwort für *Rückbildungsphase.* Gemeint ist die Zeit nach dem *Orgasmus* des Mannes, wenn das *Glied* schlaff wird.

Regel(blutung): Ein anderes Wort für *Menstruation, Monatsblutung.*

Reizwäsche: Unterwäsche und andere Kleidungsstücke, die sexuell anmachen sollen. Sie sind zum Beispiel aus Seide, Spitze oder durchsichtigen Stoffen gemacht. Manche Menschen finden Reizwäsche aus Leder oder Gummi *geil*, oder *Strapse,* Netzstrümpfe, Tangas oder T-Shirts, die einen tiefen Ausschnitt haben oder so kurz sind, daß sie den Bauchnabel freilassen. Reizwäsche kann man in *Sex-Shops* und bestimmten Boutiquen kaufen. Mit ein bißchen Phantasie kann man sich aber auch mit ganz normalen Klamotten *sexy* zurecht machen.

Rendezvous: Eine aus dem Französischen stammende Bezeichnung für eine Verabredung mit einem Menschen, in den man verliebt ist. Jugendliche benutzen heute oft lieber das englische Wort *date*, weil sie Rendezvous zu kitschig oder altmodisch finden. Viele Leute denken bei dem Begriff auch wirklich an ein besonders *romantisches* Treffen.

Reservoir: Der Zipfel an der Spitze des *Kondoms.* Er dient zum Auffangen der *Samenflüssigkeit.*

Rimming: Ein englisches Wort für Lecken am *After.* Die meisten Menschen haben gelernt, daß dieser Körperteil schmutzig und deshalb ein *Tabu* ist. Sie können sich den After nicht als *erogene Zone* vorstellen und finden es eklig, ihn zu berühren, zu küssen oder daran zu lecken.

Wenn man sich traut, diese *Hemmungen* zu überwinden, entdeckt man vielleicht, wieviel *Lust* es

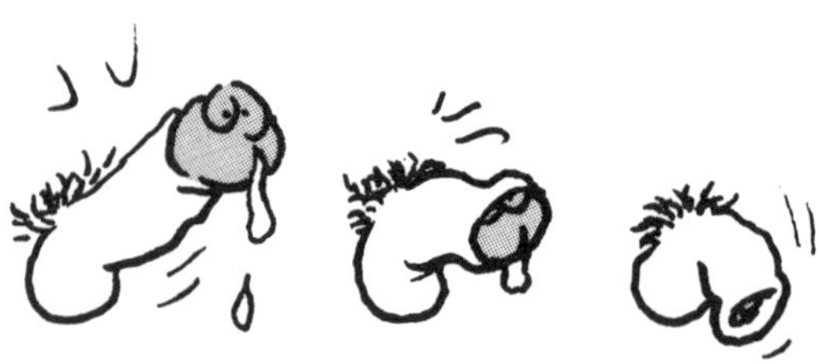

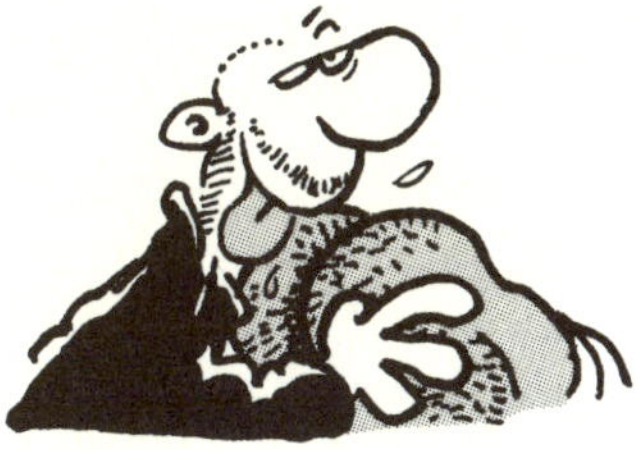

macht, und daß es eine Möglichkeit sein kann, um den Partner oder die Partnerin sexuell zu reizen.

Romantik: Man bezeichnet damit eine Stimmung oder ein Gefühl, das manche auch Schwärmerei nennen. Bei Romantik denkt man normalerweise an besonders stimmungsvolle Situationen, wie z.B. ein Abend zu zweit bei Kerzenlicht und Schmusemusik oder ein Spaziergang mit dem oder der Liebsten im Mondschein. Auch Liebesgedichte schreiben, eine rote Rose zur Verabredung mitbringen oder ein riesiges »Ich liebe Dich«-Plakat malen können romantisch sein.

Was jemand als Romantik empfindet, kann sehr unterschiedlich sein und ist immer von der Situation abhängig. Verliebte finden es vielleicht sehr romantisch, sich ständig kleine Liebesbriefchen zuzustecken, während alle um sie herum es albern oder kitschig finden.

Rosa Telefon: Eine Beratungstelefonnummer für *Lesben* und/oder *Schwule.*

In vielen großen deutschen Städten gibt es Gruppen von Schwulen und Lesben, die es sich zur Aufgabe gemacht haben, anderen Menschen zu helfen, wenn sie Fragen zu oder Probleme mit *Homosexualität* haben.

Am Rosa Telefon kann man sich aussprechen, wenn man spürt oder glaubt, schwul/lesbisch zu sein, und man niemanden hat, mit dem man darüber reden kann.

Dort gibt es auch Informationen über die örtliche *Subkultur*, Treffpunkte für Schwule und Lesben in der Gegend. Man erfährt, ob es

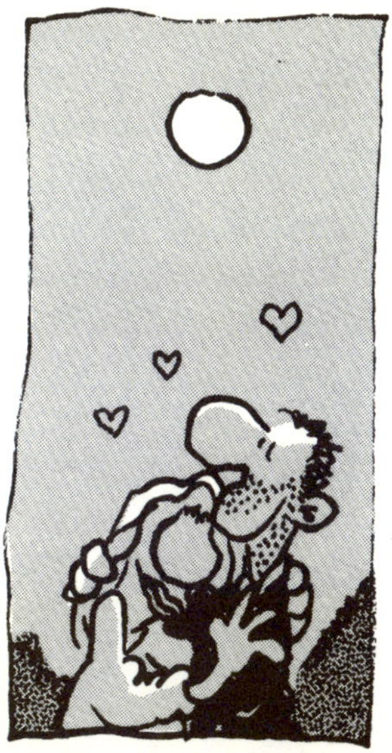

z. B. spezielle Cafés und Kneipen gibt oder vielleicht ein Lesben- oder Schwulen-Zentrum mit einer *Coming-out*-Gruppe. Auch über besondere Veranstaltungen wie Partys, Konzerte oder Theateraufführungen für Lesben und Schwule kann man sich informieren.

Rosa Winkel: Ein Kennzeichen, das *Lesben* und *Schwule* im Konzentrationslager während der Nazizeit tragen mußten. Damals war *Homosexualität* verboten und wurde schwer bestraft.

Heute wird ein rosa Dreieck, das auf der Spitze steht, von Lesben und Schwulen manchmal getragen, um an diese schlimme Zeit zu erinnern und um zu zeigen, daß man sich heute mit seinen Gefühlen nicht mehr verstecken muß.

Rotlicht-Viertel: Eine Gegend in einer Stadt, in der sich Nacht-Bars, manchmal mit *Striptease*-Shows, *Sex-Shops* und *Bordelle* befinden. Die Bezeichnung kommt daher, daß diese Lokale und Häuser oft rote Lampen oder Leuchtreklamen haben, weil Rot als *erotische* und sexuell anmachende Farbe gilt.

Rückbildungsphase: Das Erschlaffen des *Gliedes* nach dem *Samenerguß* nennt man so. Es dauert nach dem *Orgasmus* einige Zeit, bis die *Schwellkörper* sich wieder mit Blut füllen können. Der *Schwanz* braucht sozusagen eine kleine Erholungspause.

Rute: Eine altmodische Bezeichnung für *Glied* oder *Penis.*

Sack: Kurzform für *Hodensack.*

Sackratten: Ein umgangssprachlicher, flapsiger Ausdruck für *Filzläuse.* So groß sind die Tierchen nun wirklich nicht, man kann sie gerade noch mit bloßem Auge erkennen. Also kein Grund zur Panik.

Sadismus: Eine Bezeichnung für die Neigung mancher Menschen, besondere *Erregung* und *Lust* zu erleben, indem sie ihre Sexualpartner beherrschen, fesseln, quälen oder ihnen Schmerzen zufügen.

Das Wort ist abgeleitet von dem Marquis de Sade, einem französischen Adligen und Schriftsteller des 18. Jahrhunderts, der in seinen Büchern viele grausame *Sex*-Spiele beschrieben hat.

Das Gegenstück zu diesem Begriff ist der *Masochismus.* Sadismus kann Teil eines lustvollen Spiels zwischen zwei Leuten sein, wenn beide einverstanden sind und sich vorher auf feste Regeln und Grenzen geeinigt haben. Solche Sex-Spiele nennt man *Sadomasochismus* oder abgekürzt *SM.* Wenn jemand allerdings keine Rücksicht auf die Grenzen anderer nimmt, um seine Lust zu befriedigen, ist das krankhaft. Solche Menschen brauchen psychologische Hilfe, damit sie ihren Mitmenschen nicht gefährlich werden.

Sadist: Ein Mensch, den es sexuell besonders erregt, andere zu quälen. Das Gegenstück dazu nennt man *Masochist.*

Sadomasochismus: Das Wort ist zusammengesetzt aus *Sadismus* und *Masochismus.* Häufig wird die Abkürzung *SM* verwendet. Man bezeichnet damit eine Form der *Sexualität*, bei der Menschen die Rollen von *Sadisten* und *Masochisten* annehmen, weil es ihnen *Lust* bereitet.

Safer Sex: Der englische Begriff bedeutet »sicherer *Sex*«. Gemeint

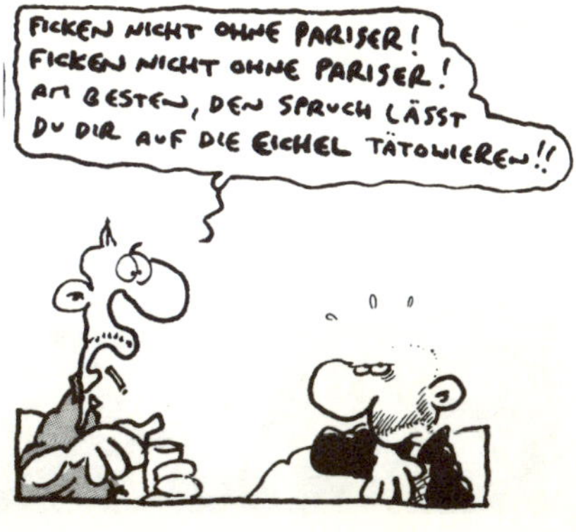
FICKEN NICHT OHNE PARISER! FICKEN NICHT OHNE PARISER! AM BESTEN, DEN SPRUCH LÄSST DU DIR AUF DIE EICHEL TÄTOWIEREN!!

ist damit, beim Sex nur Sachen zu machen, bei denen eine *HIV*-Infektion nicht möglich ist. Das bedeutet, daß keine Körperflüssigkeiten in denen *AIDS*-Viren sein könnten, wie z.B. *Samen-* und *Scheidenflüssigkeit* oder Blut, in den Körper des Partners bzw. der Partnerin gelangen dürfen. Wichtig ist deshalb, immer ein Kondom zu verwenden und keine der Flüssigkeiten in den Mund zu nehmen. Absolute Sicherheit vor einer Ansteckung gibt es nicht, es sei denn, man verzichtet ganz darauf, *miteinander* zu *schlafen* und macht nur noch *Petting*.

Samen: Die männlichen Zellen, mit denen eine *Eizelle* befruchtet werden kann. Man sagt auch *Samenzellen*, Samenfäden oder, mit einem Fremdwort, *Spermien* dazu.

Die Samenzellen entstehen in den *Hoden*. Sie sind nur ungefähr 0,04 mm lang, so klein, daß man sie nur unter einem Mikroskop sehen kann. Bei starker Vergrößerung erkennt man, daß eine Samenzelle so ähnlich aussieht wie eine Kaulquappe. Im Kopf ist der Zellkern mit den *Erbinformationen*, der für die Befruchtung der *Eizelle* wichtig ist. Der Schwanz kann sich bewegen und wird gebraucht, damit die Zelle vorwärtskommen und durch *Scheide* und *Gebärmutter* bis zum *Ei* schwimmen kann.

Samenerguß: Der Moment, wenn die *Samenflüssigkeit* aus dem *Glied* herauskommt. Viele Männer sagen dazu auch *Erguß*, *Abspritzen* oder Kommen. Bei einem *Samenerguß* wird eine Menge von ein bis zwei Teelöffeln *Samenflüssigkeit* herausgespritzt, darin sind normalerweise 200 bis 500 Millionen *Samenzellen*.

Samenleiter: Die *Samenzellen* gelangen durch einen kurzen Gang von den *Hoden* in den Körper. Dort werden sie bis zum *Erguß* in einer Art kleinem Beutel einige Zeit gelagert. Bei einem Samenerguß werden sie durch einen anderen Gang zur *Vorsteherdrüse* bewegt und mit der *Samenflüssigkeit* vermischt.

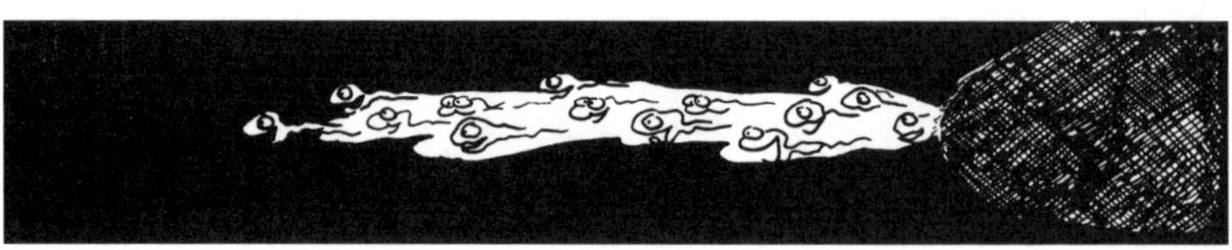

Den unteren Teil der Samenleiter kann man durch die Haut des *Hodensacks* tasten.

Schändung: Eine altmodische Bezeichnung für *Vergewaltigung*. Abgeleitet ist es von dem Wort »Schande«. Früher machte man sich scheinbar mehr Sorgen um den guten Ruf als um den körperlichen und seelischen Schaden einer Frau, die vergewaltigt wurde.

Schaft: Der längliche Teil des *Gliedes*, in dem die *Harnröhre* verläuft, umgeben von den *Schwellkörpern*.

Scham: Das Wort wird hauptsächlich als Abkürzung für *Schamgefühl* verwendet.

Früher bezeichnete man mit dem Wort aber auch vieles, was mit den *Geschlechtsorganen* und der *Sexualität* überhaupt zu tun hatte. Daher kommen auch Worte wie *Schamlippen* oder *Schamhaare*. Anscheinend waren den Menschen alle anderen Worte zu peinlich und sie hatten wohl das Gefühl, sich für Sexualität insgesamt schämen zu müssen. Manche Leute verstecken sich heute noch hinter diesen umständlichen Umschreibungen. Wenn man sie dann nicht versteht und sie genau erklären müssen, was sie meinen, ist das für sie aber wahrscheinlich viel peinlicher.

Schambein: Der Teil des Beckenknochens oberhalb der *Geschlechtsorgane*.

Schamgefühl: Durch Erziehung oder Erfahrungen entwickeln Menschen ein Gefühl dafür, wann es angebracht ist oder erwartet wird, sich körperlich oder mit Worten zurückzuhalten. Dieses Gefühl bezeichnet man als *Scham*. Kleine Kinder kennen dieses Gefühl noch nicht. Deshalb haben sie z. B. keine Hemmungen, ihre *Geschlechtsorgane* nackt zu zeigen oder jederzeit über sexuelle Dinge zu sprechen oder danach zu fragen. Im Laufe der Zeit lernen sie, daß das nicht immer und überall angemessen oder erwünscht ist. Man schämt sich z. B., in der Öffentlichkeit nackt zu sein, schließt die Toilette hinter sich zu und redet nur mit sehr vertrauten Menschen über seine persönliche *Sexualität*.

Schamgefühle sind einerseits wichtig, weil sie auf Grenzen der eigenen *Intimssphäre* hinweisen und signalisieren, wann wir anderen zu nahe treten. Durch eine sehr strenge, sexualfeindliche Erziehung kann das Schamgefühl aber auch ungesund übersteigert werden. Dann entwickelt man unter Umständen so viele *Hemmungen*, daß man seine Sexualität nicht mehr ausleben kann und psychisch krank wird.

Schamhaare: Die Haare an den *Geschlechtsorganen* und in den Achselhöhlen.

Schamhügel: Eine kleine Körperwölbung oberhalb der *Scheide*. Die Stelle wird auch *Venushügel* genannt.

Schamlippen: Die Hautfalten, die den Eingang der *Scheide* bedecken. Es gibt die kleinen und großen, oder auch inneren und äußeren, Schamlippen. Sie sind ein Teil der *Geschlechtsorgane* der Frau. Eine andere Bezeichnung dafür ist *Venuslippen*.

Schaumzäpfchen: Ein *chemisches Verhütungsmittel* in Form von Zäpfchen, die in die *Scheide* geschoben werden, bevor man *miteinander schläft*. Sie enthalten ein Mittel, das die *Samenzellen* bewegungsunfähig macht und sich als Schutzschicht vor den *Muttermund* legt. Wie alle *chemischen Verhütungsmittel* sind Zäpfchen allein sehr unsicher. Außerdem verursachen sie manchmal unangenehme Nebenwirkungen, z. B. Jucken oder Brennen an den *Geschlechtsorganen*. Man bekommt sie ohne Rezept in Apotheken und Drogerien.

Scheide: Die Geschlechtskörperöffnung der Frau, der Verbindungsgang von der *Gebärmutter* nach draußen. Der Eingang befindet sich innerhalb der inneren *Venuslippen* und unterhalb der Öffnung der *Harnröhre*. Durch die Scheide kommen *Menstruations*blut, *Scheidenflüssigkeit* und bei der *Geburt* das Baby aus dem Körper heraus.

Oft ist die Scheide teilweise mit einem *Jungfernhäutchen* verschlossen, das erst beim ersten Mal *miteinander schlafen* einreißt.

Die Scheide ist kein Hohlraum. Ihre Wände berühren sich normalerweise und sind sehr dehnbar. Deshalb kann sie ihre Form verändern und sich *Tampons*, Fingern, einem *Glied* und bei der Geburt sogar der Größe eines Babys anpassen.

Die Wände sondern eine Scheidenflüssigkeit ab, die etwas säure- und salzhaltig ist. Damit reinigt sich die Scheide selbst und schützt sich vor den meisten Infektionen.

Bei sexueller *Erregung* wird diese Flüssigkeit verstärkt produziert und dient als natürliches *Gleitmittel.*

Wenn eine Frau *Ausfluß* aus der Scheide hat, ist das meistens ein Zeichen für eine *Scheidenentzündung.*

Scheidenentzündung: In der *Scheide* leben verschiedene Bakterien. Einige sind nützlich und für die Gesundheit notwendig. Es kann aber auch vorkommen, daß schädliche Mikroorganismen, z. B. Pilze oder *Trichomonaden,* eindringen. Wenn der Körper sie nicht abwehren kann, kommt es zu einer Entzündung, die sich durch Jucken oder Brennen und meistens auch durch Ausfluß äußert. In diesem Fall sollte die Frau zur/m *Frauenärztin/-arzt* gehen, um sich untersuchen zu lassen. Normalerweise kann eine Scheidenentzündung sehr leicht mit Medikamenten behandelt werden.

Scheidenflüssigkeit: Die *Scheide* ist mit einer Schleimhaut ausgekleidet, ähnlich der im Mund. Diese produziert eine klare, schleimige Flüssigkeit, die der *Samenflüssigkeit* des Mannes ähnlich ist. Sie ist säure- und salzhaltig und dient zur Selbstreinigung der Scheide. Bei sexueller Erregung sondern die Scheidenwände verstärkt Flüssigkeit ab als *Gleitmittel.* Ohne diese Gleitflüssigkeit würde es weh tun, wenn das *Glied* in die Scheide eindringt.

Scheidenkrampf: Manche Frauen bekommen nicht willentlich zu beeinflussende Muskelkrämpfe, die den Scheideneingang verschließen. Ein Grund dafür kann sein, daß die Frau Angst hat mit jemandem zu schlafen, vielleicht weil sie sehr körperfeindlich erzogen wurde oder weil sie einmal eine schlimme, schmerzhafte Erfahrung beim *Sex* gemacht hat. Die medizinische Bezeichnung für Scheidenkrampf ist *Vaginismus.*

Das Problem kann mit psychologischer Beratung und medizinischer Hilfe behandelt werden. Für Männer ist es wichtig, zu verstehen, daß die Frau in so einem Fall vor allem einen verständnisvollen Partner braucht.

Scheidenpessar: Ein *Verhütungsmittel* für die Frau. Es wird auch *Diaphragma* genannt.

Schleimstrukturmethode: Eine Methode zur Feststellung von *fruchtbaren* und *unfruchtbaren Tagen.* In der *Scheide* befindet sich vor dem *Muttermund* eine Schleimschicht, die gewöhnlich zäh und undurchsichtig ist. Zur Zeit des *Eisprungs* vermehrt sich der Schleim und wird klar und dünnflüssig, um für die *Samenzellen* besonders durchlässig zu sein. Wenn die Frau etwas von diesem Schleim zwischen zwei Finger nimmt, zieht er einen Faden. Man sagt dazu, er wird »spinnbar«. In dieser Zeit kann die Frau sehr leicht *schwanger* werden.

Nach dem Eisprung verdickt sich der Schleim wieder und bleibt an den Fingern kleben, ohne Fäden zu ziehen.

Manche Frauen benutzen diese Methode für die *natürliche Verhütung.* Nur diese Methode anzuwenden ist aber sehr unsicher, weil die Möglichkeit, schwanger zu werden, schon 5 Tage vor dem Eisprung besteht. So lange können Samenzellen nämlich im *Eileiter* überleben. Der Schleim verändert sich aber erst ungefähr einen Tag vor dem Eisprung. Um die Sicherheit zu erhöhen, kombinieren deshalb viele Frauen die Schleimuntersuchung mit der *Temperaturmethode.*

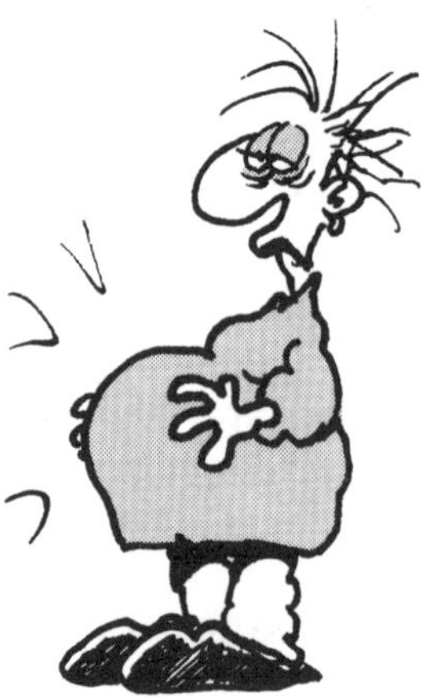

Schnelle Nummer: Eine andere Bezeichnung für den *Quickie.*

Schniedel(wutz): Ein verniedlichendes Wort für *Glied, Penis, Schwanz* oder *Pimmel.*

Schwangerschaft: Die Zeit von der *Befruchtung* der *Eizelle* bis zur *Geburt* des Kindes. Sie dauert 280 Tage oder ungefähr neun Monate. In dieser Zeit wächst in der *Gebärmutter* der Frau aus der befruchteten Eizelle ein neuer Mensch heran.

Schwangerschaftsabbruch: Von einer Ärztin oder einem Arzt wird mit einem Gerät der Inhalt der *Gebärmutter* entfernt. Normalerweise geschieht das mit der *Absaugmethode.* In Deutschland darf eine *Abtreibung* zur Zeit nur in den ersten 12 Wochen der

Schwangerschaft gemacht werden, und auch dann nur, wenn die Frau vorher zu einem Gespräch in einer *Beratungsstelle* war. Diese Regelung nennt man eingeschränkte *Fristenlösung.* Im deutschen Strafgesetzbuch steht das Abtreibungsrecht im *§ 218.*

Schwangerschaftshormon: Wenn eine Frau *schwanger* ist, produziert ihr Körper verstärkt das *Hormon Östrogen*, das den *Zyklus* unterbricht. Es verhindert, daß weitere *Eizellen* reifen und ein *Eisprung* stattfindet. Das ist wichtig, damit sich der *Fötus* ungestört entwickeln kann.

Das Ausbleiben der *Monatsblutung* ist dann auch das erste *Schwangerschaftszeichen.*

Schwangerschaftstest: Eine Untersuchung, mit der man schon drei Wochen nach der *Befruchtung* feststellen kann, ob eine Frau schwanger ist. Mit einem chemischen Test läßt sich feststellen, ob im Urin der Frau das *Schwangerschaftshormon* vorhanden ist. Dazu werden ein paar Tropfen Urin auf ein Stäbchen oder in ein Röhrchen mit dem Untersuchungsmittel gegeben. Wenn sich die Test-Chemikalie verfärbt, ist das ein Zeichen, daß die Frau schwanger ist. Einen Schwangerschaftstest kann man rezeptfrei in der Apotheke kaufen.

Schwangerschaftszeichen: Das erste Zeichen einer *Schwangerschaft* ist normalerweise das Ausbleiben der *Regelblutung*, weil das *Schwangerschaftshormon* den *Zyklus* unterbrochen hat.
Außerdem spürt die Frau ein Spannen in den *Brüsten*, häufig ist ihr morgens auch übel. Die Anzeichen sind aber von Frau zu Frau sehr verschieden, und keine der oben genannten Veränderungen muß in jedem Fall durch eine Schwangerschaft verursacht sein. Um schnell Sicherheit darüber zu bekommen, ob dies tatsächlich Zeichen einer Schwangerschaft sind, sollte die Frau bei einer/-m Ärztin/Arzt oder in einer *Pro-Familia-Beratungsstelle* einen *Schwangerschaftstest* machen lassen, oder in der Apotheke einen Selbsttest kaufen.

Schwanz: Ein anderes Wort für *Glied, Penis, Pimmel.*

Schwellkörper: Im *Glied* befinden sich drei besondere Blutgefäße, an deren Ausgang Muskeln sitzen, die sich bei *Erregung* zusammenziehen und verhindern, daß das Blut wieder abfließen kann. Dann schwellen diese Gefäße an und sorgen dafür, daß der *Schwanz* sich aufrichtet und groß und fest wird. Der Mann bekommt einen *Ständer*.

Schwuchtel: Schimpfwort für *homosexuelle* Männer, die als »weibisch« angesehen werden, weil sie sich angeblich nicht wie »richtige« Männer verhalten, reden oder kleiden. Was »richtig männlich« ist, können Leute, die dieses Schimpfwort benutzen, allerdings meistens nicht erklären.

Schwul: Ursprünglich ein Schimpfwort für *homosexuelle* Männer. An der Art, wie jemand das Wort ausspricht oder dabei guckt, merkt man meistens sofort, ob es als *Diskriminierung* gemeint ist. Viele Männer empfinden es als schlimme Beleidigung, »schwul« genannt zu werden. Der Grund dafür ist, daß die meisten Leute nichts über Schwule wissen und deshalb völlig verdrehte Vorstellungen und *Vorurteile* haben. Um den Beschimpfungen den Wind aus den Segeln zu nehmen und um zu zeigen, daß sie zu ihren Gefühlen stehen, nennen homosexuelle Männer sich häufig selber »Schwule«.

Seitdem 1969 der *§ 175* geändert wurde, können Schwule in Deutschland endlich öffentlich zeigen, daß es sie gibt. Sie haben angefangen, sich in Emanzipationsgruppen zu organisieren und für Gleichberechtigung zu kämpfen.

In jeder etwas größeren Stadt findet man mittlerweile auch eine Menge schwules Leben in der sogenannten *Subkultur*. Es gibt Cafés, Buchläden, Kneipen, Discos, Saunen, Sportvereine, *Sex-Shops*, Treffpunkte in Parks und auch *Beratungsstellen* und Schwulenzentren. In vielen deutschen Städten informieren *Rosa Telefone* und schwule Zeitungen und Zeitschriften darüber, was wann wo los ist. Schwule Reiseführer kann man für fast jedes Land der Welt kaufen.

Schwule Jugendgruppen und Jugendorganisationen helfen und unterstützen beim *coming out* und machen Freizeitangebote.

Jedes Jahr Ende Juni veranstalten Schwule und *Lesben* auf der ganzen Welt den *Christopher-Street-Day* als einen Feiertag, an dem sie demonstrieren: »Hier sind wir, wir sind schwul oder *lesbisch*, gewöhnt euch daran!«

Scrotum (wird auch *Skrotum* geschrieben): Ein medizinischer Fachausdruck für *Hodensack.*

Seitensprung: Ein *Sex*-Abenteuer außerhalb der Ehe oder einer festen Freundschaft. Normalerweise ist es ein »*One-Night-stand*«, ohne die Absicht, sich deshalb von der Partnerin oder dem Partner zu trennen. Zu einer längeren Nebenbeziehung sagt man meistens *Verhältnis*, oder daß jemand eine *Geliebte* bzw. einen *Geliebten* hat.

Selbstbefleckung: Diese Bezeichnung für *Selbstbefriedigung* stammt von der (katholischen) Kirche. Dort ist man der Meinung, daß es eine *Sünde* ist, sich selbst zu befriedigen, weil die Seele davon sozusagen »Flecken« bekommt. Tatsächlich hinterläßt so ein Vergnügen höchstens bei Jungen *Samen*flecken auf Bettwäsche, T-Shirts oder Taschentüchern. Und dafür gibt es schließlich eine Waschmaschine.

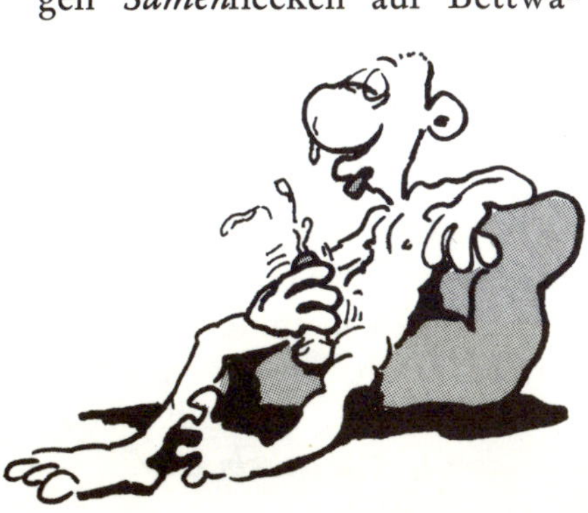

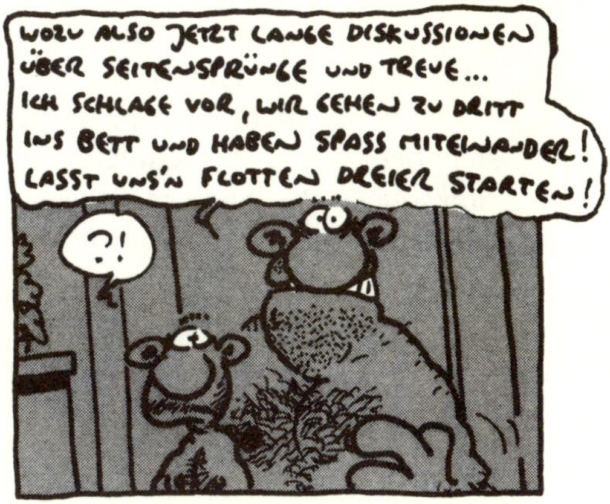
WOZU ALSO JETZT LANGE DISKUSSIONEN ÜBER SEITENSPRÜNGE UND TREUE... ICH SCHLAGE VOR, WIR GEHEN ZU DRITT INS BETT UND HABEN SPASS MITEINANDER! LASST UNS'N FLOTTEN DREIER STARTEN!
?!

Selbstbefriedigung: Sich selber zum *Orgasmus* bringen.

Normalerweise entdeckt jeder Mensch *Sexualität* zuerst mit sich selbst. Schon als kleines Kind finden die meisten heraus, daß es ein besonders schönes Gefühl ist, seine *Geschlechtsorgane* zu berühren. Fast alle Menschen befriedigen sich mehr oder weniger regelmäßig selbst.

Früher gab es sehr viele *Vorurteile* gegen die Selbstbefriedigung. In der katholischen Kirche gilt sie immer noch als *Sünde.* Und Jugendlichen hat man lange Zeit erzählt, Selbstbefriedigung sei nicht nur unmoralisch, sondern auch schädlich und mache krank. Getan haben es die meisten wohl trotzdem, aber oft mit *Angst* und einem schlechten Gewissen.

Damit das nicht mehr passiert, steht heutzutage in jedem Aufklärungsbuch, also auch in diesem, daß Selbstbefriedigung ein völlig gesundes Vergnügen ist. Man kann es sich selbst weder zu heftig noch zu oft machen. Außerdem kann man dabei am besten herausfinden, was einem sexuell gefällt.

Statt Selbstbefriedigung werden oft die Fremdwörter *Masturbation* oder *Onanie* benutzt. In der Umgangssprache sagen Männer auch *Wichsen* oder »sich einen runterholen«, für Frauen gibt es merkwürdigerweise keine vergleichbaren Begriffe.

Sex: Das Wort ist eigentlich eine Abkürzung von *Sexualität*. Verwendet wird es aber oft für *miteinander schlafen*. »Sex machen oder haben« kann allerdings auch *Petting* oder *Selbstbefriedigung* sein.

Sex-Appeal: Ein englisches Wort für »*erotische* Anziehungskraft«.

Sex im Alter: Menschen haben sexuelle *Gefühle*, solange sie leben. Jüngere Leute können sich manchmal nicht vorstellen, daß z.B. Siebzigjährige noch Lust

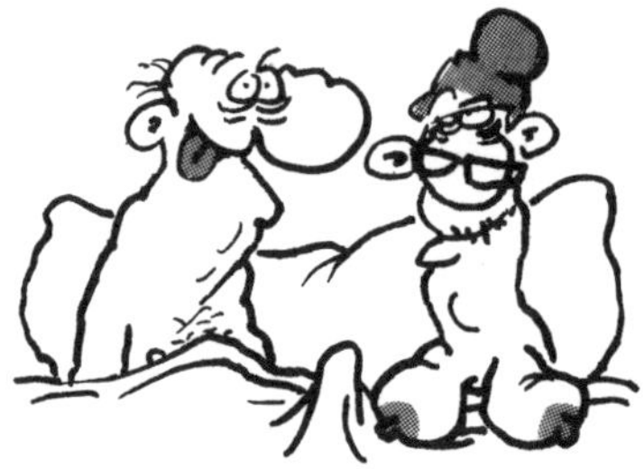

empfinden und Spaß daran haben, mit jemandem zu schlafen. Es kann sein, daß das Bedürfnis weniger wird mit den Jahren und der *Sex* auch nicht mehr immer klappt, weil der Körper insgesamt gebrechlich wird. *Sexualität* ist aber auch mit 90 immer noch möglich.

Sexismus: Einen Menschen aufgrund seines *Geschlechts* zu benachteiligen oder abzulehnen. Das Wort wird besonders verwendet für *diskriminierendes* Verhalten gegenüber Frauen. Frauenfeindliche Witze und Bemerkungen oder die Darstellung von Frauen als Sex-Objekte, z.B. in der Werbung oder in *Porno*filmen, bezeichnet man als sexistisch.

Sex-Shop: Ein Geschäft, in dem man Dinge kaufen kann, die mit *Sex* zu tun haben. *Porno*-Hefte, -Bücher und -Filme, *Sexspielzeug*, *Kondome*, *Reizwäsche* usw.

Sexspielzeug: In *Sex-Shops* gibt es verschiedene Dinge zu kaufen, die man allein oder mit anderen zusammen verwenden kann, um sich *Lust* zu bereiten und sich zu *befriedigen*.. *Vibratoren*, *Kondome* in verschiedenen Farben, mit Geschmack, Noppen oder Mustern, Ringe, die über den *Schwanz* gezogen werden, und verschiedene andere Sachen werden als Sexspielzeuge angeboten.

Mit ein bißchen Phantasie lassen sich aber auch alltägliche Dinge für *erotische* Spiele verwenden. Mit Federn oder einem weichen Pinsel kann man z. B. tolle, kribbelige Gefühle auf den Körper zaubern.

Sexualität: Auf die Frage, was Sexualität ist, hat wahrscheinlich jeder Mensch seine eigene Antwort. Der Duden übersetzt das lateinische Wort mit »Geschlechtlichkeit«, was auch nicht viel mehr erklärt. Auf jeden Fall bedeutet Sexualität viel mehr als *Geschlechtsverkehr.* Was Sexualität für jemanden ist, wird durch verschiedene Dinge beeinflußt. Es hat damit zu tun, wie man aufgewachsen und erzogen ist und in welcher Gesellschaft man lebt. Ganz wichtig sind außerdem die Erfahrungen, die wir mit anderen Menschen machen und gemacht haben.

Der Körper ist ein Mittel um Sexualität zu erleben. Seinen eigenen

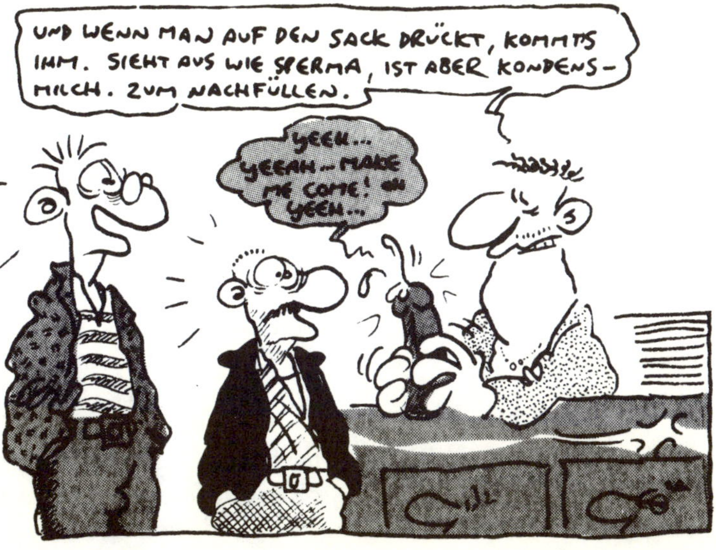
UND WENN MAN AUF DEN SACK DRÜCKT, KOMMTS IMM. SIEHT AUS WIE SPERMA, IST ABER KONDENS-MILCH. ZUM NACHFÜLLEN.
YEEH... YEEAH – MAKE ME COME! OH YEEH...

Körper zu kennen und zu mögen ist eine wichtige Voraussetzung, damit man Sexualität genießen kann. Dann kann man Gefühle von *Lust* und *Erregung* spüren und durch Experimentieren mit sich selbst herausfinden, was einem gefällt und welche sexuellen Wünsche und Vorlieben man hat.

Sexualstraftäter: Verschiedene sexuelle Handlungen gelten nach deutschem Recht als kriminell und können zum Teil schwer bestraft werden. Für *Vergewaltigung* oder *sexuellen Mißbrauch* können die Täter bis zu 15 Jahre ins Gefängnis kommen.

Als Sexualstraftäter werden aber auch *Exhibitionisten* behandelt, die eigentlich niemandem schaden. Bislang konnte allerdings nicht durchgesetzt werden, daß die entsprechenden Gesetze abgeschafft werden.

Früher wurden Sexualstraftäter auch als *Sittlichkeitsverbrecher* oder *Triebtäter* bezeichnet. Weil diese Begriffe ungenau und *diskriminierend* sind, werden sie heute offiziell nicht mehr verwendet.

Sexuelle Identität: Zu wissen und zu fühlen, wer und was man selbst ist, bezeichnet die Psychologie mit dem Fremdwort Identität. Sexuelle Identität bedeutet dann vor allem, sich darüber klar zu sein, zu welchem Geschlecht man gehört, also ob man Frau oder Mann ist. Weil Menschen lernen müssen, was männlich oder weiblich ist, nennt man das auch *Geschlechterrolle.*

Sexueller Mißbrauch: Als sexuellen Mißbrauch bezeichnet man Sex von Erwachsenen mit Kindern unter 14 Jahren. Das ist grundsätzlich verboten und kann mit bis zu fünfzehn Jahren Gefängnis bestraft werden.

Kinder sind Erwachsenen immer unterlegen. Erwachsene, die Sex mit Kindern machen, mißbrauchen also ihre Macht, um an ihnen ihre Lust zu befriedigen. Die Kinder verstehen vielleicht gar nicht, was mit ihnen getan wird. Oft haben sie Angst, sich zu wehren oder es jemandem zu erzählen, weil der Erwachsene sie bedroht.

Sexueller Mißbrauch wird meistens von Männern, manchmal aber auch von Frauen gemacht. Sehr häufig sind es Menschen, die die Kinder gut kennen, vielleicht sogar Verwandte.

Zum Glück ist dieses Thema heute kein *Tabu* mehr, und es wird offen über dieses Problem gesprochen und geschrieben. Es gibt

Einrichtungen, an die Kinder sich wenden können, wenn sie mißbraucht werden. Dort arbeiten Menschen, die ihr Problem verstehen, ihnen helfen und sie beschützen, wenn der Täter sie bedroht.

Sexuelle Phantasien: In den Gedanken ist alles möglich. Phantasien sind »*Sex* ohne Grenzen« im Kopf. Wir können uns alles ausdenken, wozu wir *Lust* haben, und es in unserer Vorstellung auch tun. Sexuelle Phantasien können eine Möglichkeit sein, Wünsche und Bedürfnisse zu entdecken und auszuprobieren. Die meisten Menschen schaffen sich bei der *Selbstbefriedigung* mit dem »Kino im Kopf« ihre eigenen Sexfilme. Sexuelle Phantasien machen in den meisten Fällen einfach Spaß.

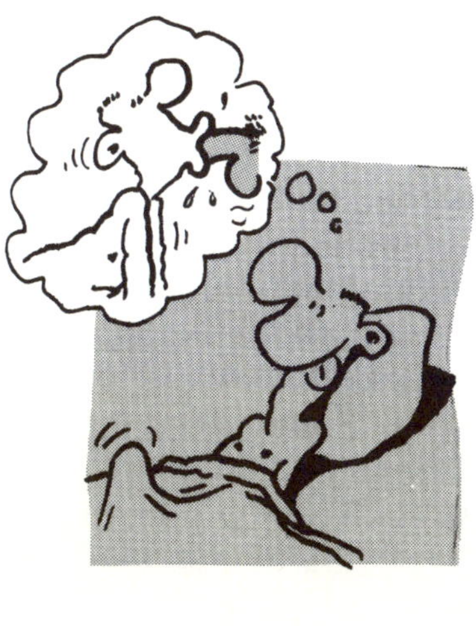

Es kann aber auch vorkommen, daß man sich vor Dingen erschreckt, von denen man in der Vorstellung erregt wird. Zum Beispiel jemanden zum Sex zu zwingen oder selber dazu gezwungen zu werden. Sich etwas auszudenken heißt aber nicht immer, daß man es auch wirklich tun will. Andererseits können z. B. häufige *homosexuelle* Phantasien ein Signal sein, daß man sich Sex mit einer gleichgeschlechtlichen Partnerin bzw. einem gleichgeschlechtlichem Partner wünscht, sich aber bisher nicht traut, es auch auszuprobieren.

Wenn sexuelle Phantasien so verwirrend oder beängstigend werden, daß man darunter leidet, sollte man mit einer Vertrauensperson darüber reden.

Sexuell übertragbare Krankheiten: Es gibt einige Krankheiten, mit denen man sich nur oder hauptsächlich anstecken kann, wenn man mit jemandem schläft, der/die damit infiziert oder daran erkrankt ist.

Früher sagte man dazu oft auch *Geschlechtskrankheiten.* In den letzten Jahren wird allerdings immer häufiger die amerikanische Abkürzung *STD* verwendet.

Sexuell übertragbare Krankheiten

sind *AIDS*, *Chlamydien*, *Feigwarzen*, *Filzläuse*, *Herpes*, *Pilzinfektionen*, *Syphilis*, *Trichomonaden* und *Tripper*.

Sexy: Wenn man etwas sexuell anziehend, reizvoll oder begehrenswert findet, sagt man dazu auch sexy. Das kann z. B. ein knakkiger *Po*, besondere Unterwäsche oder ein enges T-Shirt sein. Aber auch die Stimme, ein Blick, die Art, wie jemand tanzt oder sich am Strand in der Sonne räkelt, kann sexy sein. Es gibt aber nichts, was alle Menschen gleichermaßen anziehend und sexy finden.

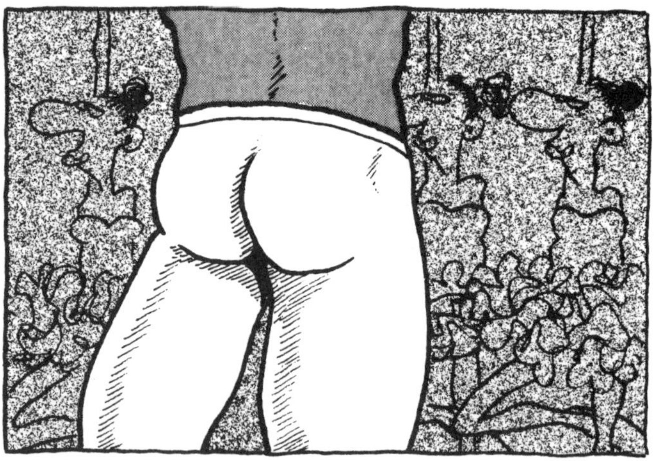

Sinnlichkeit: Riechen, Schmekken, Hören, Sehen und Fühlen sind körperliche Sinne. Sinnlichkeit meint die Fähigkeit, mit seinen Sinnen Reize aufzunehmen, die Gefühle und Gedanken in uns auslösen, und dabei *Lust* zu erleben oder bei anderen Lustgefühle zu erwecken.

Häufig wird im Zusammenhang mit *Sexualität* nur an Berührungen an den *erogenen* Stellen des Körpers und an das Betrachten von *erotischen* oder *pornographischen* Bildern oder Filmen gedacht. Grundsätzlich können aber alle Sinne zur sexuellen *Erregung* und *Befriedigung* beitragen. Von jemandem, den man sehr mag, zu sagen, daß man ihn »gut riechen« kann, ist nicht nur ein Sprichwort. Der Geruch eines Menschen, in den man verliebt ist, kann ausreichen, um total *geil* zu werden. Man kann den Geliebten oder die Geliebte von Kopf bis Fuß abschlecken und dabei herausfinden, wie unterschiedlich der Körper an verschiedenen Stellen schmeckt. Sich gegenseitig zu füttern kann ein sehr erotisches *Vorspiel* sein.

Zur Sinnlichkeit gehören auch Phantasie und Mut zum Ausprobieren. Auf einer gemeinsamen Entdeckungsreise zur *Lust* kann man herausfinden, wie vielfältig die *Sexualität* ist.

Sittlichkeitsverbrecher: Eine veraltete Bezeichnung für *Sexualstraftäter.*

Skabies: Der medizinische Fachausdruck für *Krätze*, eine *sexuell übertragbare Krankheit.*

Skrotum (wird auch *Scrotum* geschrieben): Ein medizinisches Fremdwort für *Hodensack.*

Slipeinlage: Ein dünnes Watteflies, das Mädchen und Frauen in die Unterhose legen können. Es ist dünner als eine *Binde* und soll nur dazu dienen, Flüssigkeitströpfchen aufzufangen, die eventuell aus der *Scheide* laufen könnten. In der Werbung wird meist so getan, als sei eine Frau ein unsauberes, ständig tropfendes Wesen. Wer den Unsinn glaubt, kann eine Menge Geld für etwas loswerden, daß Frau eigentlich nicht braucht. Es sei denn, sie hat mal *Ausfluß*, z.B. durch eine *Pilzinfektion.*

SM: Abkürzung für *Sadomasochismus.*

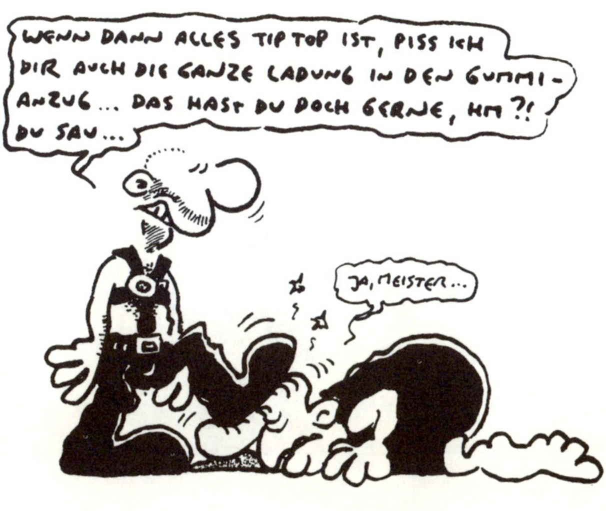
WENN DANN ALLES TIP TOP IST, PISS ICH DIR AUCH DIE GANZE LADUNG IN DEN GUMMI-ANZUG... DAS HAST DU DOCH GERNE, HM?! DU SAU...
JA, MEISTER...

Smegma: Die medizinische Bezeichnung für die weiße Substanz, die sich bei Jungen und Männern unter der *Vorhaut* des *Gliedes* sammelt. Sie wird von den Talgdrüsen der Haut ausgeschieden. Für die *Hygiene* ist es wichtig, sie durch tägliches Waschen des Gliedes, auch unter der Vorhaut, zu entfernen, weil es sonst schlecht riecht und außerdem zu einer Entzündung führen kann.

Sodomie: Ein Fremdwort für *Sex* mit Tieren. Früher verwendete man das Wort für alle sexuellen Handlungen, die als schlecht und unmoralisch galten, z.B. für *Homosexualität* und *Analverkehr*.

Spanisch: Eine Umschreibung für *Sadomasochismus*. Gemeint ist vor allem, wenn jemand es sexuell erregend findet, mit einem Rohrstock geschlagen zu werden.

Spanner: Ein Mensch, den es sexuell besonders erregt, anderen zuzuschauen, wenn sie *miteinander schlafen*, sich selbst befriedigen oder einfach nur nackt sind. Ein bißchen sind alle Menschen Spanner. Das Sehen, also auch das Hinschauen, gehört zu den menschlichen Sinnen, und an der *Sexualität* sind alle unsere Sinne beteiligt. Deshalb gibt es für jeden Menschen Dinge, die ihm *Lust* machen, wenn er sie anschaut. Was das ist, ist allerdings bei verschiedenen Menschen sehr unterschiedlich.

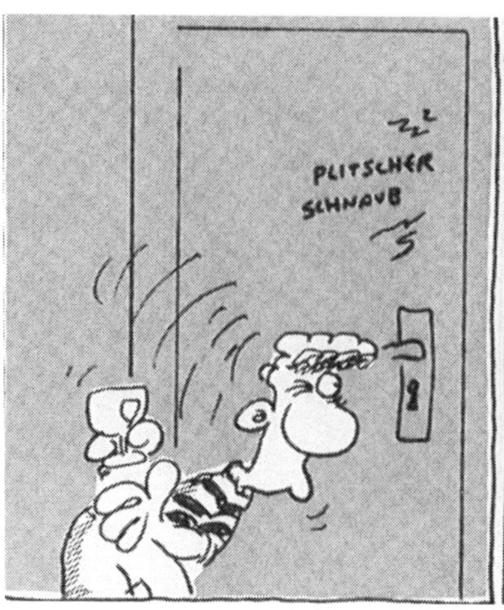

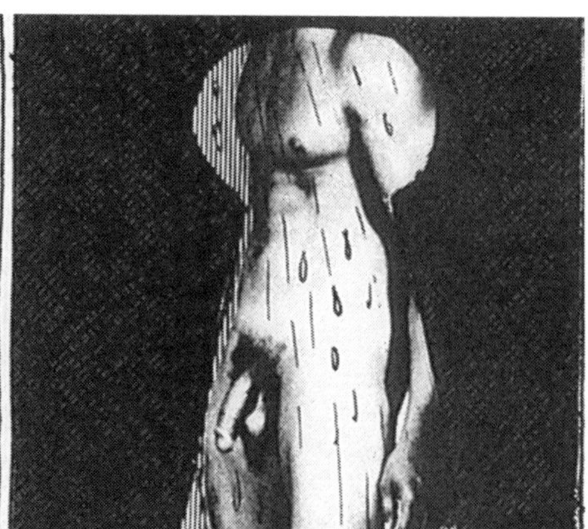

Spekulum: Ein Fremdwort für *Scheidenspiegel*. Ein schmales Untersuchungsinstrument, das die *Frauenärztin*/der *Frauenarzt* benutzt. Es wird in die *Scheide* eingeführt, um die Scheidenwände, den *Gebärmutterhals* und den *Muttermund* zu sehen.

Sperma: Der biologische Ausdruck für die *Samenflüssigkeit*.

Spermien: Die Mehrzahl von »Spermium«, dem biologischen Fachwort für *Samenzelle*.

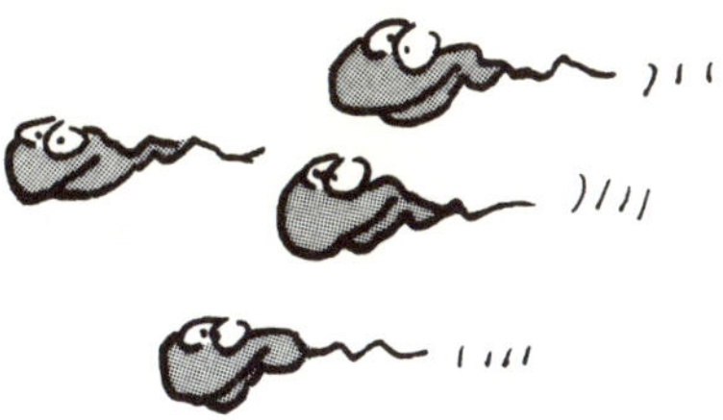

Spermizide: Chemische Mittel, die *Samen* abtöten und deshalb als *Verhütungsmittel* verwendet werden können. Sie sind zum Beispiel in *Scheidenzäpfchen* oder in der Creme für das *Diaphragma*. Es gibt auch *Kondome* mit einer Beschichtung aus Spermiziden.

Spirale: Ein *Verhütungsmittel* für die Frau. Ein kleines, oft mit Kupferdraht umwickeltes Plastikteil. Es wird von der *Frauenärztin*/vom *-arzt* in die *Gebärmutter* gelegt. Dort verhindern chemische Stoffe, die von dem Kupferdraht abgegeben werden, daß sich ein *Ei* in der *Schleimhaut* einnisten kann. Außerdem werden *Samenzellen*, die in die Gebärmutter gelangen, bewegungsunfähig gemacht.

Eingesetzt wird die Spirale während der *Periode*, weil dann der *Muttermund* etwas geöffnet ist. Sie kann zwischen zwei und fünf Jahren im Körper bleiben. Zur Kontrolle, ob sie noch richtig sitzt, ist es nötig, daß die Frau sich regelmäßig untersuchen läßt.

Die Spirale ist als Verhütungsmittel fast genauso sicher wie die *Pille*, wird aber häufig nur bei Frauen eingesetzt, die schon einmal ein Kind bekommen haben. Bei Mädchen und jungen Frauen, die noch nie *schwanger* waren, kann es leicht zu Entzündungen kommen, die dann eventuell unfruchtbar machen.

Auch für Frauen mit starker *Monatsblutung* oder Schmerzen während der *Regel* ist die Spirale nicht geeignet, weil die Beschwerden davon meistens noch schlimmer werden.

Die Spirale und das Einsetzen muß die Frau, wenn sie über 20 Jahre alt ist, selber bezahlen.

Ständer: Ein anderes Wort für steifes *Glied* oder *Latte*.

STD: Abkürzung für »Sexually Transmitted Diseases«, auf deutsch *sexuell übertragbare Krankheiten*. Dieses Kürzel wird auch in Deutschland immer häufiger verwendet.

Steifer: Gemeint ist ein steifes *Glied*. Viele Männer sagen auch *Ständer* oder *Latte* dazu.

Stellungen: Mit diesem Wort bezeichnet man die verschiedenen Körperpositionen, in denen Menschen *Sex* miteinander haben können. Besonders bekannt sind die *Missionarsstellung* und die *69*. Jugendliche wollen häufig wissen, welche Stellung richtig ist, oder wie viele es gibt. Grundsätzlich gilt, daß Menschen beim Sex ihre eigenen Stellungen durch Ausprobieren finden müssen. Obwohl es Bücher gibt, in denen bestimmte Stellungen beschrieben oder abgebildet sind, gibt es keine bestimmte Anzahl. Durch gemeinsame Experimente kann man ständig neue, lustvolle Möglichkeiten entdecken, wie zwei (oder mehr) Körper zusammen und ineinander passen.

Sterilisation: Eine Operation, mit der sich Männer und Frauen *unfruchtbar* machen lassen können, wenn sie nie mehr Kinder haben wollen.

Beim Mann werden die *Samenleiter* im *Hodensack* durchtrennt. Weil die Stelle sehr einfach zu erreichen ist, kann der Eingriff in einer Arztpraxis mit örtlicher Betäubung vorgenommen werden. Der Mann kann anschließend sofort wieder nach Hause gehen und merkt nach zwei bis drei Wochen nichts mehr von der Operation. Beim *Orgasmus* hat er weiterhin einen ganz normalen *Samenerguß*, es sind jetzt aber keine *Spermien* mehr in der Flüssigkeit.

Bei der Frau werden die *Eileiter* durchtrennt, damit keine *Eizellen* mehr befruchtet werden und in die *Gebärmutter* wandern können. Häufig muß die Frau dafür ein paar Tage ins Krankenhaus, wenn die Operation mit einem kleinen Schnitt durch die Bauchdecke gemacht wird. Mittlerweile gibt es aber auch eine Methode, bei der ein kleines Gerät durch die *Scheide* bis zu den Eileitern geschoben wird.

Sterilität: Ein Fremdwort für *Unfruchtbarkeit*.

Stillen: Ein Baby an der *Brust* trinken lassen.

Stimmbruch: In der *Pubertät* wächst beim Jungen auch der Kehlkopf, und die Stimmbänder werden länger. Dadurch wird die Stimme tiefer. Während der Wachstumszeit kippt die Stimme dann ein paar Monate lang manchmal um, klingt mal ganz rauh und männlich und im nächsten Moment total piepsig.

Stimulation: Ein Fremdwort für Anregen oder Reizen.

Strapse: Strumpfhalter für lange Damenstrümpfe aus Seide oder Nylon. An einem Stoffgürtel, der um die Taille gelegt wird, befinden sich schmale Bänder, die mit Knöpfen oder Clips an den Strümpfen befestigt sind. Vor der Erfindung der Nylonstrumpfhose waren sie als normales Kleidungsstück weit verbreitet. Heute werden Strapse fast nur noch als *Reizwäsche* getragen.

Strich: Öffentliche Orte, an denen Menschen käuflichen *Sex* anbieten, zum Beispiel bestimmte Straßen oder Plätze. In und um die Bahnhöfe großer Städte gibt es meist die sogenannten *Rotlichtviertel* mit verschiedenen Sex-Angeboten wie Nachtbars, *Puffs*, *Sex-Shops*. Oft sieht man auch Frauen oder Männer, die einfach in der Bahnhofshalle darauf warten, von *Freiern* angesprochen zu werden.

Stricher/Strichjunge: Ein Junge oder junger Mann, der für Geld mit anderen Männern *Sex* hat. Es gibt auch männliche *Prostituierte*, die Frauen als Kundinnen haben. Meistens sind die Freier aber *schwule* Männer.

Striptease: Ein englischer Begriff, der sich zusammensetzt aus dem Wort »strip«, das »sich auszie-

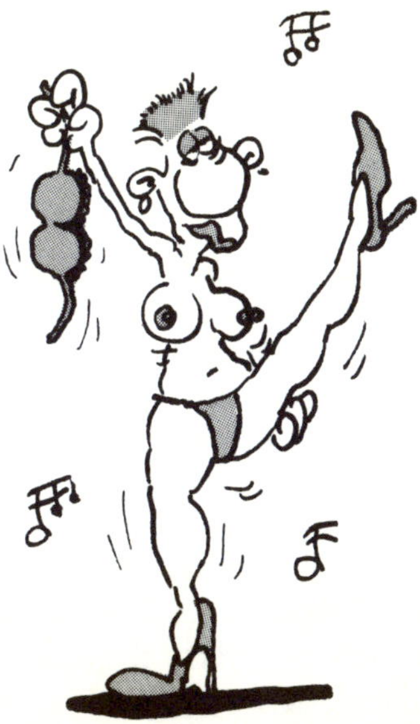

hen« bedeutet, und »tease«, das man mit »necken« übersetzen kann. Als Striptease bezeichnet man eine Art *erotischen* Tanz, bei dem eine Frau oder ein Mann sich vor Publikum zu Musik langsam auszieht. Meistens gehören Striptease-Shows zum Programm von Nachtbars in den *Rotlichtvierteln* der Großstädte. Natürlich kann man auch mal dem Freund oder der Freundin zu Hause auf dem Wohnzimmertisch einen Striptease als *Vorspiel* hinlegen.

Subkultur: Orte, an denen *Schwule* und *Lesben* unter sich sind. Oft wird auch die Abkürzung »Sub« verwendet. Gemeint sind damit schwule oder lesbische Bars, Cafés, Saunen, außerdem Parks und Toiletten, die als Schwulen-Treffpunkte bekannt sind. Die »Sub« ist eine wichtige Möglichkeit für Schwule und Lesben, sich ungezwungen zu bewegen und Leute kennenzulernen, ohne umständlich herausfinden zu müssen, ob der oder die andere *hetero* oder *homo* ist.

Sünde: Nach der ursprünglichen christlichen Überzeugung ist jede Form von sexueller *Lust* eine Sünde, also ein Verstoß gegen den Willen Gottes.
Als einzige Ausnahme ist der *Geschlechtsverkehr* in der Ehe erlaubt, natürlich nur, um dabei Kinder zu *zeugen*. Demnach gehört die *Verhütung* auch zu den Sünden. Als schwere Sünden gelten außerdem *Sex* außerhalb der Ehe, egal ob vorher oder als *Seitensprung*, sowie *Selbstbefriedigung*, *Homosexualität* und *Abtreibung*.

Mittlerweile sehen allerdings auch viele Leute in den Kirchen die Sache ein bißchen anders. Zum Beispiel kann man heute in Kursen der katholischen Kirche *natürliche Verhütungsmethoden* lernen. Die evangelische Kirche in Deutschland überlegt sogar, ob sie eine Trauung für *schwule* und *lesbische* Paare einführen soll.

Syphilis: Eine *sexuell übertragbare Krankheit*, sie wird auch *Lues* genannt.

Sie wird von Bakterien verursacht, die beim *Miteinanderschlafen* übertragen werden. Man teilt den Krankheitsverlauf in drei Abschnitte ein:
Im ersten Stadium entsteht ungefähr drei Wochen nach der Ansteckung ein kleines, hartes Geschwür an der *Eichel* oder in der *Scheide*, das nach einigen Wochen wieder verschwindet. Weil es

nicht weh tut, wird es oft gar nicht bemerkt oder nicht ernst genommen.

Wenn die Krankheit nicht behandelt wird, beginnt innerhalb der nächsten zwei bis zwölf Monate die zweite Phase der Syphilis. Die Krankheitserreger haben sich jetzt im ganzen Körper ausgebreitet. Dann können ganz verschiedene Beschwerden auftreten. Allgemein fühlt man sich müde und abgeschlafft und hat häufig unerklärliches Fieber. Außerdem hat man zeitweilig Hautausschläge, Pusteln, Schwellungen am Hals, unter den Achseln oder in der Leistengegend, und man bekommt Haarausfall. Diese Anzeichen der Syphilis treten nur zeitweise auf.

Wenn auch dann noch keine Behandlung erfolgt, entwickelt sich nach 2 bis 5 Jahren der dritte Abschnitt, in dem das Herz, das Nervensystem und das Gehirn angegriffen und geschädigt werden. Es kann manchmal auch bis zu 20 Jahren dauern, bevor diese schweren Schäden von der Syphilis hervorgerufen werden.

Weil die Krankheitszeichen sehr unterschiedlich sind, kann nur ein Arzt durch eine Blutuntersuchung feststellen, ob man sich mit der Syphilis angesteckt hat. Mit Penizillin kann die Krankheit vollständig geheilt werden, wenn sie früh genug erkannt wird. Je später sie entdeckt und behandelt wird, desto größer ist die Gefahr von bleibenden Schäden. Deshalb ist es wichtig, sofort zum Arzt zu gehen, wenn man den Verdacht hat, sich angesteckt zu haben. Um so besser, wenn sich dann herausstellt, daß der *Pickel* am *Schwanz* oder an den *Venuslippen* harmlos ist.

Tabu: Das Wort ist aus der polynesischen Sprache zu uns gekommen. Dort bezeichnet es ein religiöses Verbot, bestimmte Dinge zu tun, an bestimmte Orte zu gehen oder bestimmt Sachen zu sagen.

Bei uns benutzt man den Begriff für etwas, das man nicht tun oder über das man nicht reden darf, weil es den *Moral*vorstellungen der Gesellschaft nicht entspricht.

Sehr lange war *Sexualität* insgesamt ein Tabu. Die Regel lautete: »Darüber spricht man nicht!« Obwohl man heute sexuell viel mehr sagen und machen kann, als noch vor 20 oder 30 Jahren, gibt es immer noch Tabus und Tabuthemen. Zum Beispiel wollen viele Menschen andere Formen der *Sexualität* wie *Homosexualität* oder *Sadomasochismus* nicht akzeptieren. Aber auch vor so schlimmen Dingen wie *sexuellem Mißbrauch* an Kindern werden häufig noch die Augen und Ohren verschlossen.

Tage: Eine Umschreibung für *Periode, Regel-* oder *Monatsblutung*.

Tampon. Ein Stück Watte, das von Frauen während der *Periode* in die *Scheide* eingeführt wird, um die *Monatsblutung* aufzusaugen, und regelmäßig ausgetauscht werden muß. Viele Frauen verwenden Tampons, weil sie sie praktischer finden als *Binden*.

Taschenbillard: In den Hosentaschen mit den *Hoden* spielen, um sich sexuell zu erregen.

Telefonsex: Sich am Telefon geile Sachen sagen, um sich gegenseitig zu erregen. Dabei können sich beide befriedigen.

In vielen Zeitschriften findet man Angebote für Telefonsex gegen Geld. Am anderen Ende der Leitung läuft dann manchmal nur ein Tonband mit Sprüchen, die anmachend sein sollen. Oder es sitzen Leute dort, die sich dafür bezahlen lassen, daß sie erregende Dinge erzählen, damit der Anrufer sich befriedigen kann. So ein Telefongespräch kostet viel mehr Gebühren als ein normales Gespräch mit Freund oder Freundin. Einige Leute haben schon böse Überraschungen erlebt, wenn sie plötzlich 1000 DM Telefonrechnung bezahlen mußten.

Temperaturmethode: Eine *Verhütungsmethode*, bei der die Frau durch tägliches Messen ihrer Körpertemperatur die *fruchtbaren Tage* herausfinden kann.

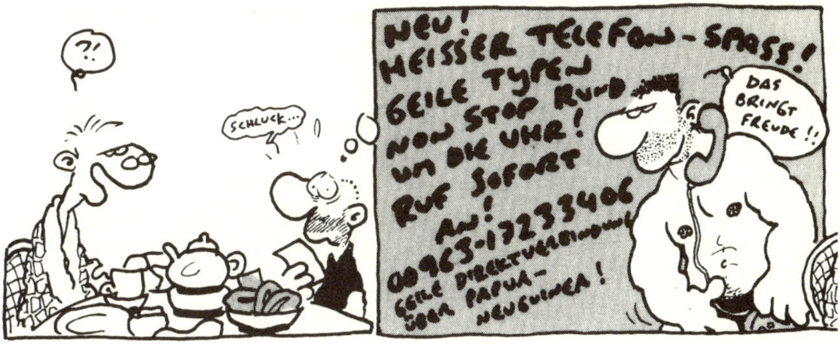
?!
SCHLUCK...
NEU!
HEISSER TELEFON-SPASS!
GEILE TYPEN
NON STOP RUND
UM DIE UHR!
RUF SOFORT
AN!
00963-17233406
GEILE DIREKTVERBINDUNG
ÜBER PAPUA-
NEUGUINEA!
DAS
BRINGT
FREUDE!!

Die gemessenen Werte werden jeden Tag in eine Tabelle eingetragen, daraus ergibt sich in der Zeit zwischen zwei *Regelblutungen* eine Monatskurve. Unsere Körpertemperatur liegt normalerweise zwischen 36,5° und 36,8°. Bei Frauen sinkt die Temperatur direkt vor dem Eisprung geringfügig, steigt ein bis zwei Tage danach an und liegt dann bis zur nächsten *Monatsblutung* ungefähr ein halbes Grad über der normalen Temperatur.

Als Verhütungsmethode ist das Messen der Körpertemperatur allein sehr unsicher. Schon bei einer leichten Erkältung, die man selber vielleicht gar nicht richtig bemerkt, kann ein bißchen Fieber alles durcheinanderbringen.

Für die *natürliche Verhütung* wird die Temperaturmethode meistens mit der *Schleimstruktur-* und der *Kalendermethode* kombiniert, um die Bestimmung der fruchtbaren und unfruchtbaren Tage zuverlässiger zu machen.

Testis: Der medizinische Fachausdruck für *Hoden*.

Testosteron: Ein männliches *Geschlechtshormon*. Es bewirkt die Vermännlichung des Jungenkörpers während der *Pubertät*, das heißt, es löst das Wachstum der *Geschlechtsorgane*, des Kehlkopfes und der *Bart-* und *Schamhaare* aus.

Titten: Ein Wort für die *Brüste* der Frau aus der Umgangssprache. Es gilt als grob und wird von vielen Frauen als abwertend und beleidigend empfunden.

Träume (feuchte): Träume mit sexuellem Inhalt können so heftig werden, daß man einen *Orgasmus* erlebt. Weil Männer dabei auch einen *Samenerguß* haben können, nennt man sie *feuchte Träume.*

Sie kommen vor allem während der *Pubertät* vor, sind aber grundsätzlich während des ganzen Lebens möglich.

Transsexualität: Das Gefühl, in einem Körper mit dem falschen Geschlecht zu leben. Ein transsexueller Mensch ist nicht *homosexuell*, er lehnt sein angeborenes Geschlecht ab, d.h., er hat z.B. zwar den Körper eines Mannes, fühlt sich selbst aber als Frau oder umgekehrt. Es gibt heute die Möglichkeit, durch eine Umwandlungsoperation und *Hormon*behandlungen sein Geschlecht zu wechseln. Das wird aber sehr selten und nur mit psychotherapeutischer Begleitung gemacht.

Transvestit: Eine Frau oder ein Mann, die/der Kleidung des anderen *Geschlechts* trägt und durch sein Verhalten versucht, in die andere Rolle zu schlüpfen. Für viele Menschen, die sich so verhalten, ist damit sexuelle *Erregung* und *Befriedigung* verbunden.

Aber nicht alle Transvestiten sind *schwul* oder *lesbisch.* Nur ein kleiner Teil der *Homosexuellen* lebt als Transvestiten. Lesben und Schwule trauen sich aber öfter als nur im Karneval, zum Spaß in die Rolle des anderen Geschlechts zu schlüpfen.

Im Gegensatz zu *Transsexuellen* wollen Transvestiten ihr körperliches Geschlecht nicht verändern.

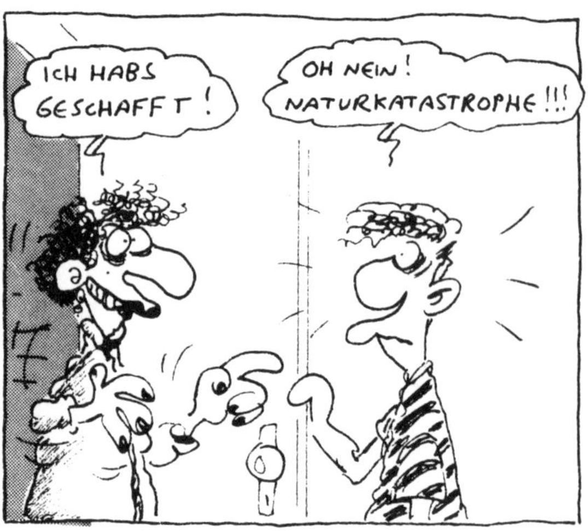

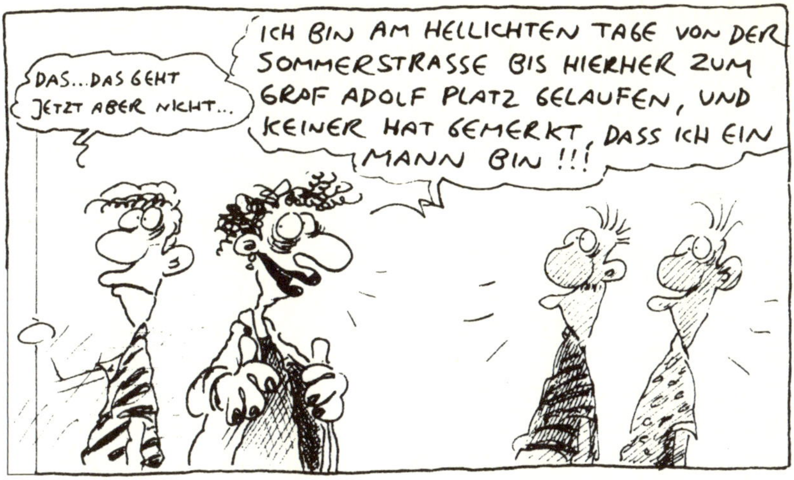
DAS...DAS GEHT JETZT ABER NICHT...
ICH BIN AM HELLICHTEN TAGE VON DER SOMMERSTRASSE BIS HIERHER ZUM GRAF ADOLF PLATZ GELAUFEN, UND KEINER HAT GEMERKT, DASS ICH EIN MANN BIN!!!

Treue: Für viele Menschen bedeutet Treue vor allem, keinen *Sex* außerhalb einer festen Partnerschaft zu haben. Deshalb wird ein *Seitensprung* auch als *Untreue* bezeichnet. Treue bedeutet aber auch, zuverlässig und vertrauenswürdig zu sein. Als treue Freundin oder treuen Freund bezeichnet man einen Menschen, der fest zu einem hält und da ist, wenn man sie bzw. ihn braucht.

Tribadie: Ein sehr altmodisches Fremdwort für *lesbische* Liebe.

Trichomonaden: Einzellige Krankheitserreger, auch Geißeltierchen genannt, die eine *sexuell übertragbare Krankheit* verursachen. Bei Frauen zeigt sich die Erkrankung durch Jucken und Brennen in der *Scheide* und schaumig-wässerigen *Ausfluß*. Bei Männern kann sie die *Harnröhre* entzünden, häufig merken sie aber kaum, daß sie etwas haben. Trichomonaden werden vor allem beim *Vögeln* übertragen, man kann sich aber auch an feuchten Handtüchern, Klobrillen oder Badekleidung anstecken. Die Behandlung erfolgt mit Tabletten, die man sich vom Arzt verschreiben lassen muß. Sie müssen unbedingt von beiden Partnern genommen werden, damit man sich nicht immer wieder gegenseitig ansteckt.

Trieb: Der Begriff wurde zu Anfang unseres Jahrhunderts von

Verhaltensforschern geprägt. Ursprünglich bezeichnete man damit angeborene Kräfte, die alle Lebewesen »trieben«, z.B. den »Nahrungstrieb«, um nicht zu verhungern, und den »Sexualtrieb«, um sich zu vermehren. Mittlerweile wird das Wort von Wissenschaftlern nur noch selten verwendet. Als Begründung für das sexuelle Verhalten von Menschen läßt es sich kaum verwenden. Dinge wie *Liebe*, Vertrauen, *Zärtlichkeit* oder Partnerschaft lassen sich nämlich nicht mit Trieben erklären.

Umgangssprachlich wird Trieb heute oft als anderes Wort für *Lust* oder *Geilheit* benutzt.

Triebverbrecher: Eine veraltete Bezeichnung für *Sexualstraftäter*.

Man wollte damit ausdrücken, daß die Täter von ihren sexuellen Wünschen so stark getrieben werden, daß sie versuchen, ihre *Befriedigung* mit Gewalt von anderen zu bekommen. Zum Beispiel durch *Vergewaltigung* oder *sexuellen Mißbrauch* von Kindern. Häufig wurde (und wird manchmal noch heute) diese Erklärung gleichzeitig als Entschuldigung der Tat benutzt. Der Straftäter wurde »von seinen Trieben überwältigt«, konnte »nicht mehr klar denken« und »wußte nicht, was er tat«.

Zwar wird ein kleiner Teil der sexuellen Verbrechen von Menschen begangen, die nicht für ihre Tat verantwortlich gemacht werden können, viel häufiger sind es aber Männer, und sehr selten auch Frauen, die anderen Menschen bewußt Gewalt antun, nur um sich sexuell zu befriedigen.

Tripper: Die umgangssprachliche Bezeichnung für *Gonorrhoe*, eine *sexuell übertragbare Krankheit*.

Der Tripper ist eine Entzündung an den *Geschlechtsorganen*, die durch Bakterien verursacht wird. Anstecken kann man sich fast nur beim *Geschlechtsverkehr*, ganz selten auch durch gemeinsam benutzte Waschlappen oder Handtücher.

Frauen merken anfangs oft gar nicht, daß sie sich angesteckt haben. Innerhalb von ein bis drei Wochen kommt es dann zu einem brennenden Gefühl beim Pinkeln und zu eitrigem *Ausfluß* aus der *Scheide*.

Männer bekommen schon zwei bis drei Tage nach der Ansteckung einen dicken, milchigen Ausfluß aus dem *Glied*. Sie haben Schmerzen beim Pinkeln, und die *Eichel* ist geschwollen und juckt.

Beim ersten Anzeichen dieser Krankheit muß man sofort zum Arzt gehen und unbedingt auch seine SexualpartnerInnen informieren. Durch eine Behandlung mit Antibiotika wird der Tripper vollständig geheilt. Es dauert allerdings ein paar Wochen, in denen man nicht miteinander schlafen darf. Erst nach zwei oder drei Nachuntersuchungen kann man ganz sicher sein, daß man gesund ist. Gegen Tripper wird der Körper nicht immun, man kann sich also immer wieder anstecken.

Wenn die Krankheit nicht rechtzeitig behandelt wird, wandert die Entzündung weiter zu den *Eierstöcken* bzw. den *Hoden* und verursacht schließlich *Unfruchtbarkeit*.

Tunte: Ein Schimpfwort, mit dem *Schwule* bezeichnet werden. Es meint einen als Frau verkleideten Mann.

Schwule nennen sich zwar manchmal selber oder gegenseitig Tunte, das ist aber scherzhaft und ironisch gemeint.

Überzieher: Ein anderes Wort für *Kondom*.

Unanständige Wörter: In diesem Buch stehen wahrscheinlich viele sogenannte unanständige Wörter. Sie werden so empfunden, weil es in unserer Gesellschaft den meisten Menschen schwerfällt, überhaupt über *intime* Dinge und besonders über *Sexualität* zu reden. Oft geschieht es nur in Andeutungen oder mit Fremdworten und umständlichen Umschreibungen. Weil Sexualität über sehr lange Zeit ein absolutes *Tabu*-Thema war, konnte sich keine Sprache entwickeln, die allen gerecht wird. Statt dessen haben wir eine medizinisch-biologische Sprache, eine Kindersprache, eine verklemmte Erwachsenensprache und die sogenannte »Gossensprache«. Daraus stammen die meisten Worte, die deutlich und ehrlich sind. Deshalb werden sie von der Mehrheit als unanständig angesehen. Daß sich diese Einstellung langsam ändert, erkennt man z. B. daran, daß der Duden immer mehr »versaute« Wörter aufnimmt, also anerkennt, daß sie zu unserer Sprache gehören.

Unehelich: Ein Kind gilt als unehelich, wenn seine Eltern bei seiner *Geburt* nicht verheiratet sind.

Obwohl die Menschen sich langsam daran gewöhnen, gibt es immer noch viele Vorurteile gegen uneheliche Kinder und ihre Mütter. Vor allem ältere Leute glauben, man dürfe nur Kinder bekommen, wenn man auch verheiratet ist.

Unfruchtbare Tage: Die Tage im weiblichen *Zyklus*, an denen keine *Eizelle* befruchtet werden kann, also auch keine *Schwangerschaft* entstehen kann.

Unfruchtbarkeit: Die Unfähigkeit des Mannes, ein Kind zu *zeugen*, oder der Frau, *schwanger* zu werden.

Unschuld: Eine altmodische Umschreibung für sexuelle Unerfahrenheit. Manche Menschen bezeichnen damit auch das *Jungfernhäutchen*.

Hinter dem Begriff steckt die Vorstellung, vor allem der katholischen Kirche, daß *Sexualität* eine Sünde ist. Zum Glück sehen die meisten Menschen heute ein, daß Sexualität ein natürliches menschliches Bedürfnis und eine wichtige Lebensenergie ist. Schuldgefühle sollte jedenfalls niemand wegen seiner *Lust* haben.

Unterhalt: Ein Geldbetrag, den der leibliche *Vater* für ein uneheliches Kind oder bei einer Scheidung zahlen muß. Bezahlt werden muß normalerweise, bis das Kind 18 Jahre wird. Die Höhe des Betrages richtet sich nach dem Einkommen des Vaters und der Mutter. Es ist aber ein gesetzlicher Mindestbetrag festgelegt.

Untreue: Die meisten Leute verwenden den Begriff, wenn sie von *Sex* außerhalb der Partnerschaft sprechen. Was jemand genau als Untreue empfindet, hängt natürlich sehr davon ab, welche Vorstellungen man von *Treue* hat. Zum Beispiel kann man auch mit Gedanken und Gefühlen untreu sein, ohne daß es jemand anders bemerkt. Tatsächliche oder vermutete Untreue ist oft ein Grund für *Eifersucht*.

Unzucht: Eine veraltete Bezeichnung für sexuelle Dinge und Handlungen, die als unmoralisch angesehen wurden. *Porno*hefte nannte man früher z. B. »unzüchtige Schriften«, *Homosexualität* wurde als »gleichgeschlechtliche Unzucht« bezeichnet.

In den letzten zwanzig Jahren wurde der Begriff immer seltener verwendet, weil er ungenau und abwertend ist. In den Gesetzbüchern wurde er durch den sachlichen Begriff »sexuelle Handlung« ersetzt.

Was jemand züchtig findet und was nicht, kann sehr verschieden sein. Es ist eine Frage der *Moral* und hat meistens viel mit der religiösen Einstellung eines Menschen zu tun.

Urogenitalsystem: Ein medizinischer Fachausdruck für die Körperteile, die gleichzeitig der Urinausscheidung und als *Geschlechtsorgane (Genitalien)* dienen.

Urologe: Facharzt für Krankheiten der Organe, die für die Urinausscheidung dienen. Weil das teilweise gleichzeitig unsere *Geschlechtsorgane* sind (*Scheide* und *Penis*), gehen vor allem Männer auch mit sexuellen Problemen zum Urologen. Männerärzte, sogenannte *Andrologen*, die sich nur mit den Geschlechtsorganen des Mannes beschäftigen, sind nämlich sehr selten.

Uterus. Der medizinische Fachausdruck für *Gebärmutter*.

Vagina: Ein Fremdwort für die *Scheide* der Frau.

Vaginalverkehr: *Sex*, bei dem das *Glied* in die *Scheide* eingeführt und rhythmisch hin und her bewegt wird.

Vaginismus: Ein Fremdwort für *Scheidenkrampf*.

Vasektomie: Ein medizinisches Fremdwort für die *Sterilisation* beim Mann. Die *Samenleiter* werden durchtrennt, damit beim *Erguß* keine *Spermien* mehr herauskommen.

Vater(schaft): Jeder Mensch hat einen biologischen Vater. Das ist der Mensch, dessen *Samenzelle* das *Ei* der Mutter befruchtet hat (siehe *Befruchtung*).

Wichtig wird diese Tatsache, wenn der Mann mit der Mutter und dem Kind nichts zu tun haben will, wenn er bestreitet, daß das Kind von ihm ist, und sich weigert, den *Unterhalt* zu zahlen. Mittlerweile kann man durch eine Untersuchung der *Erbanlagen* eindeutig feststellen, wer der Vater eines Kindes ist. Wenn eine Frau eine Vaterschaftsklage beim Gericht einreicht, um das ihr zustehende Geld zu bekommen, kann der Mann zu dieser Untersuchung gezwungen werden.

Venus: Der Name der Liebesgöttin im alten Rom. Außerdem bedeutet »venus« im Lateinischen »Liebesverlangen« oder »Liebesgenuß«.

Venushügel: Die kleine feste Wölbung oberhalb der *Scheide*. Manchmal wird auch Venusberg dazu gesagt. Oft wird die Stelle als *Schamhügel* bezeichnet, obwohl es dort nichts gibt, wofür eine Frau sich schämen müßte.

Venuslippen: Die äußeren und inneren Hautfalten am Eingang der *Scheide*. Auch sie werden noch häufig *Schamlippen* genannt.

Vereinigung: Das Eindringen des *Gliedes* in die *Scheide* oder den *After* beim *Miteinanderschlafen*. Für viele Menschen bedeutet dieser Moment besonders viel beim *Sex*, weil sie sich dabei ihrer Partnerin bzw. ihrem Partner so nah wie sonst nie fühlen, fast so als wären sie eine Person.

Verführung: Es ausnutzen, wenn jemand sexuell unerfahren ist oder sich nicht gut wehren kann, um sie oder ihn dazu zu bringen, *Sex* zu haben. »Verführung Minderjähriger« ist strafbar. Gemeint ist, wenn eine erwachsene Person (über 18 Jahre) mit einem Jugendlichen unter 16 Sex hat.

Verführung kann aber auch ein Spiel sein, das beiden Beteiligten Spaß macht. Mit Komplimenten und verführerischen Blicken, erotischer Musik oder »scharfen Klamotten« kann man versuchen, jemanden »rumzukriegen«. Wichtig bleibt dabei, deutlich zu zeigen, wenn man wirklich nicht will. Umgekehrt natürlich auch, zu akzeptieren, wenn ein Verführungsversuch nicht ankommt, damit keine *Belästigung* oder sogar eine *Vergewaltigung* daraus wird.

Vergewaltigung: Einen Menschen gegen seinen Willen mit körperlicher oder seelischer Gewalt zum *Sex* zwingen. Die Täter sind oft Männer mit sexuellen Problemen oder Minderwertigkeitsgefühlen. Sehr häufig werden Mädchen und Frauen aber auch von Verwandten oder guten Bekannten vergewaltigt. Für das Opfer kommt dann zu den körperlichen Schäden und seelischen Verletzungen noch die Angst hinzu, niemandem mehr vertrauen zu können. Mit Gewalt zum Sex gezwungen zu werden, ist für die meisten Betroffenen eine so schlimme Erfahrung, daß sie sehr lange brauchen, um sich psychisch davon zu erholen. Sehr viele Frauen brauchen dafür psychologische Hilfe.

Vergewaltigung ist immer strafbar, auch wenn sie in der Familie begangen wird. Wichtig ist es, die Tat möglichst sofort bei der Polizei anzuzeigen. Leider wird das häufig nicht gemacht, weil die Frauen glauben, mitschuldig zu sein, und sich schämen. Tatsächlich behaupten manche Männer, daß Frauen, die sich *sexy* anziehen, immer Sex wollen und sich nur wehren, um die Männer noch *geiler* zu machen. Daß Männer zu blöd sein könnten, um zwischen nur gespieltem sich Zieren und einem ernstgemeinten »Nein« zu unterscheiden, ist schwer zu verstehen, kommt aber leider vor.

Für die Opfer einer Vergewaltigung ist es sehr wichtig, mit jemandem darüber zu sprechen, dem sie vertrauen können. In den meisten deutschen Städten gibt es Frauenberatungsstellen oder Frauen-Notruf-Telefone. Außerdem können auch der Kinderschutzbund und die Telefonseelsorge den Betroffenen helfen.

Verhältnis: Ein etwas altmodischer Ausdruck für eine außereheliche sexuelle Beziehung. Manchmal sagt man auch von zwei Leuten, die fest zusammen leben, aber nicht miteinander verheiratet sind, sie haben ein Verhältnis.

Verhüterli: Ein Spitzname für *Kondom* oder *Präservativ.*

Verhütung: Die Abkürzung für *Empfängnisverhütung.*

Verhütungsmittel: Alles, was Menschen benutzen können, um *miteinander* zu *schlafen*, ohne schwanger zu werden.

Für Frauen gibt es die *Pille*, ein Medikament, das den *Eisprung* verhindert. Ein kleines Plastikteil, das von der Frauenärztin in die *Gebärmutter* gelegt wird und verhindert, daß sich ein befruchtetes *Ei* einnistet, nennt man *Spirale.* Außerdem gibt es verschiedene Mittel, die in die *Scheide* eingeführt werden können, um den *Muttermund* für die *Samen* zu verschließen. Sie heißen *Diaphragma, Pessar* oder *Portiokappe.* Verwendet werden sie zusammen mit chemischen *Verhütungs*mitteln, die *Spermien* abtöten. Die Stoffe kann man auch als Zäpfchen, Gel oder Schaum allein verwenden, sie sind dann aber sehr unsicher.

Für Männer gibt es als einziges Verhütungsmittel das *Kondom*, einen dünnen Gummiüberzug für das *Glied*, in dem beim *Samenerguß* die Flüssigkeit aufgefangen wird.

Verkehr: Im Zusammenhang mit *Sexualität* wird das Wort als Abkürzung von *Geschlechtsverkehr* benutzt. Vor allem in der Sprache der Juristen und Mediziner ist die Formulierung »Verkehr haben« für *miteinander schlafen* oder *vögeln* sehr beliebt.

Verklemmt: Menschen, für die alles, was mit *Sex* zusammenhängt, schmutzig ist und die es unanständig finden, überhaupt darüber zu reden, bezeichnet man oft als verklemmt.

Manchmal sagt man auch *prüde.* Deshalb ist aber nicht jeder gleich verklemmt, der etwas zurückhaltend ist oder keine *Lust* hat, alles auszuprobieren. Jeder hat andere Grenzen und auch das Recht zu sagen, wenn ihm etwas zuviel wird.

Verknallen: Ein umgangssprachlicher Ausdruck für sich heftig verlieben.

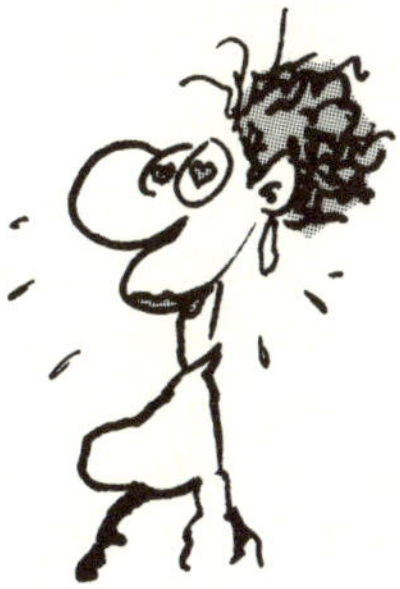

Verlangen: Ein anderes Wort für *Lust, Geilheit* oder Begehren.

Vermännlichung: Alle Menschen haben männliche und weibliche *Geschlechtshormone* in ihrem Körper. Die Mischung ist bei Frauen und Männern aber verschieden. Wenn im Körper einer Frau durch eine Erkrankung zuviel männliche Hormone vorkommen, verändert sich ihr Körper. Sie bekommt mehr Körperhaare, vielleicht sogar einen richtigen *Bart*, ihre Stimme wird tiefer und die *Brüste* werden kleiner. Diese Veränderungen können mit Medikamenten behandelt werden.

Vernaschen: Ein anderes Wort für *miteinander schlafen* oder *vögeln* usw. Häufig ist damit allerdings die Vorstellung verbunden, daß einer von beiden den andern nur für sein Vergnügen benutzt.

Vibrator: Ein anderes Wort für *Massagestab.* Ein elektrisches Gerät, mit dem die *Geschlechtsorgane* erregt werden können. Es kann ein Hilfsmittel sein für Menschen, die Schwierigkeiten haben, einen *Orgasmus* zu erleben. Man kann einen Vibrator aber auch allein oder zusammen mit anderen als *Sex-Spielzeug* verwenden.

Vögeln: Ein anderes Wort für *Geschlechtsverkehr, miteinander schlafen* oder *bumsen.*

Vorehelicher Geschlechtsverkehr: Für die meisten Leute ist das heute nichts Besonderes mehr. Die (katholische) Kirche sagt zwar immer noch, daß es eine Sünde ist, *miteinander* zu *schlafen*, wenn man nicht miteinander verheiratet ist, verboten ist es aber nicht.

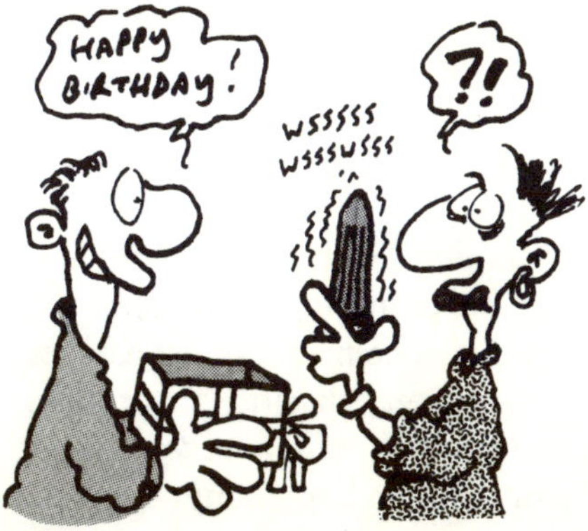

Vorhaut: Das Stück Haut, das die *Eichel* des Mannes bedeckt. Genau wie das ganze *Glied* sieht die Vorhaut bei jedem Mann ein bißchen anders aus. Bei einigen ist sie sehr lang, bei anderen eher kurz, und manche haben gar keine Vorhaut, wenn sie beschnitten sind. Wenn das Glied steif wird, rutscht sie meistens so weit zurück, daß die *Eichel* frei liegt. Wenn die Vorhaut so eng ist, daß sie sich nicht über die Eichel zurückschieben läßt oder es dabei zumindest weh tut, hat man eine Vorhautverengung. Medizinisch nennt man das *Phimose*. Es ist nicht schlimm, sollte aber behandelt werden. Bei einer kleinen Operation wird die Haut ein bißchen eingeschnitten, manchmal wird auch ein kleines Stück abgeschnitten. Es ist wichtig, die Vorhaut zurückschieben zu können, um sich regelmäßig zu waschen, als Schutz vor einer Entzündung der Eichel. Außerdem tut eine Vorhautverengung bei der *Selbstbefriedigung* und beim *Vögeln* weh.

Vorspiel: Die meisten Leute denken bei dem Begriff an Schmusen und Streicheln am ganzen Körper, um sich gegenseitig zu erregen, bevor man *miteinander schläft*. Für manche Leute fängt das Vorspiel aber auch schon beim *Flirten* an, wenn man sich langsam näher kommt. Andere können mit dem Wort gar nichts anfangen, weil es ihnen vielleicht gar nicht so wichtig ist, ob sie ihren *Orgasmus* beim *Vögeln* oder beim *Petting* haben, und sie *Sex* nicht in verschiedene Abschnitte einteilen.

Frauen ist es häufig wichtiger als Männern, vor dem *Geschlechtsverkehr* viel Zeit für *Zärtlichkeiten* zu haben, weil sich bei ihnen die sexuelle *Erregung* im allgemeinen langsamer steigert.

Vorsteherdrüse: Ein *Geschlechtsorgan* des Mannes. Die *Drüse* erzeugt die klare Flüssigkeit, in der die *Samenzellen* sich bewegen können, also die eigentliche *Samenflüssigkeit*. Medizinisch wird die Drüse *Prostata* genannt.

Vorurteil: Eine Meinung über etwas zu haben, bevor man darüber Bescheid weiß. Gerade beim Thema *Sexualität* verlassen sich leider viele Leute auf Dinge, die sie »irgendwann irgendwo« gehört haben, statt erst einmal genau hinzuschauen und sich zu informieren.

Voyeur: Ein Fremdwort für einen Menschen, den es besonders sexuell erregt, anderen Menschen heimlich beim *Sex* zuzuschauen oder sie in Situationen zu beobachten, wo sie nackt sind, z. B. in einer Umkleidekabine oder auf einer Toilette. Umgangssprachlich sagt man meistens *Spanner* dazu.

Vulgär: Es bedeutet »gewöhnlich« oder »gemein«. Der Begriff wird im Zusammenhang mit *Sex* verwendet, wenn man besonders derbe oder abwertende Worte meint. »Schweinische Witze« und Schimpfworte sind vulgär.

Vulva: Ein medizinisches Fremdwort, mit dem die äußeren *Geschlechtsorgane* der Frau (*Schamlippen, Kitzler* und *Scheideneingang*) bezeichnet werden.

Warmer/warmer Bruder: Eine altmodische, abwertend gemeinte Bezeichnung für *Schwule.*

Warzenhof: Die Haut um die *Brustwarzen.* Bei vielen Menschen ist die Stelle etwas dunkler als die übrige Haut.

Wechseljahre: Meistens werden zwischen dem 45. und 50. Lebensjahr bei einer Frau die *Eisprünge* und damit auch die *Monatsblutungen* seltener und hören schließlich ganz auf. Sie kann jetzt nicht mehr *schwanger* werden. Weil sich durch diesen Vorgang auch bei den *Hormonen* etwas verändert, kann es sein, daß eine Frau ein oder zwei Jahre Umstellungsschwierigkeiten hat. Ihr wird vielleicht öfter schwindelig oder plötzlich sehr warm, oder sie schläft oft schlecht. Wenn die Beschwerden sehr schlimm sind, können sie ärztlich behandelt werden.

Auf die *Lust* einer Frau hat diese Veränderung keinen Einfluß. Spaß am *Sex* können alle Menschen haben, solange sie leben.

Wehen: Krämpfe, die durch Zusammenziehen der *Gebärmutter*muskeln entstehen. Mit den Wehen beginnt die *Geburt.* Die Muskeln der Gebärmutter pressen durch rhythmische Bewegungen das Kind heraus.

Weicher Schanker: Eine *sexuell übertragbare Krankheit.* Diese Erkrankung ist sehr selten. Sie wird von Bakterien verursacht, die nur beim *Geschlechtsverkehr* übertragen werden können. Es bilden sich Bläschen an den *Geschlechtsorganen,* die zu sehr schmerzhaften Geschwüren werden. Die Krankheit kann nur von einem Arzt erkannt werden. Wenn man meint, sich angesteckt zu haben, muß man sich sofort untersuchen lassen.

Weißfluß: Ein milchiger Ausfluß aus der *Scheide.* Er kommt manchmal bei Mädchen zu Beginn der *Pubertät* vor. Er ist kein Anzeichen für eine Krankheit und hört normalerweise von selbst wieder auf. Wer sich nicht sicher ist, ob es wirklich harmlos ist, oder sich nicht wohl damit fühlt, sollte aber auf jeden Fall zu einer *Frauenärztin* einem *-arzt* gehen und sich untersuchen lassen.

Wichsen: Ein umgangssprachlicher Ausdruck für *Selbstbefriedigung.* Normalerweise wird das

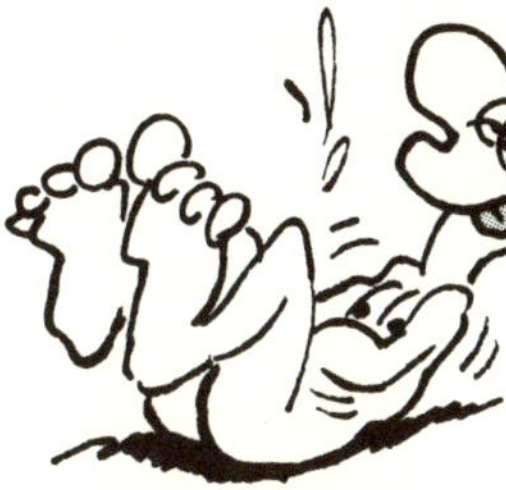

Wort nur für Männer verwendet. Oft sagt man auch »sich einen runterholen«.

Wilde Ehe: Ein Paar, das zusammenlebt wie Eheleute, aber nicht miteinander verheiratet ist. Der Begriff stammt aus einer Zeit, in der viele Leute es noch unanständig fanden, wenn Menschen als festes Paar in einer Wohnung lebten und offensichtlich auch *miteinander schliefen*, aber keinen Trauschein wollten. Heute findet man so etwas zum Glück nicht mehr so wild.

Wollust: Ein altmodisches Wort für sexuell erregt sein oder *Lust* auf *Sex* haben. Die meisten sagen heute *Geilheit*.

Zärtlichkeit: Zärtlichkeit ist zum Beispiel Kuscheln, Schmusen, Streicheln, *Küssen*, Kraulen, Nasen aneinander reiben, Haare wuscheln, mit den Wimpern »Schmetterlingsküsse« auf die Wangen geben, an den *Brustwarzen* lutschen oder vorsichtig knabbern, mit der Zunge über den Körper wandern, sanft auf die Haut pusten, am Ohrläppchen knabbern, mit den Fingernägeln behutsam an den Innenseiten der Oberschenkel hochkrabbeln oder gemeinsam neue Ideen für diese Liste erfinden und ausprobieren.

Zervikalschleim: Ein medizinischer Fachausdruck, mit dem der Schleim bezeichnet wird, der sich in der *Scheide* vor dem *Muttermund* befindet.

Zervix: Ein medizinisches Fremdwort für *Gebärmutterhals*.

Zeugung: Umgangssprachlich sagen die meisten Leute einfach »ein Kind machen«. Genau bezeichnet man damit die *Empfängnis*, also das Befruchten einer *Eizelle* durch eine *Samenzelle*.

Wenn man beim *Vögeln* kein Kind zeugen will, sollte man sich rechtzeitig Gedanken über *Verhütung* gemacht haben.

Umgekehrt gibt es keine Methode, wie sich mit Sicherheit eine *Zeugung* bewirken läßt, wenn man gerne ein Kind möchte. Aber das Ausprobieren kann ja auch viel Spaß machen.

Zirkumzision: Ein medizinisches Fremdwort für *Beschneidung*.

Zölibat: Wörtlich übersetzt bedeutet es »Ehelosigkeit«. Bei katholischen Geistlichen meint es auch die Pflicht, keinen *Sex* zu haben.

Zoophilie: Ein Fremdwort für *Sex* mit Tieren. Meistens sagt man *Sodomie* dazu.

Zote: Ein sogenannter unanständiger Witz, bei dem es um sexuelle Dinge geht.

Zuhälter: Ein Mann, der Frauen (selten auch Männer) zur *Prostitution* zwingt oder ihnen Kunden *(Freier)* vermittelt und davon lebt, daß er meistens den größten Teil des bezahlten Geldes für sich verlangt. Diese Männer sagen von sich selbst oft, daß sie die Beschützer der Frauen sind und dafür bezahlt werden wollen. In Wirklichkeit haben die Frauen oft Angst vor dem Zuhälter und geben ihm nur Geld, weil sie befürchten, daß er sonst gewalttätig wird. Zuhälterei ist in Deutschland verboten und kann mit Gefängnis bestraft werden.

Zuneigung: Einen Menschen mögen, gern haben oder lieben. Es gibt viele Möglichkeiten, Zuneigung auszudrücken. Angefangen mit liebevollen Blicken und Bemerkungen oder Komplimenten bis zu körperlichen *Zärtlichkeiten.*

Zungenkuß: Ein intensiver Kuß, bei dem beide die Lippen öffnen und mit der Zunge Lippen und Zunge des Partners oder der Partnerin streicheln.

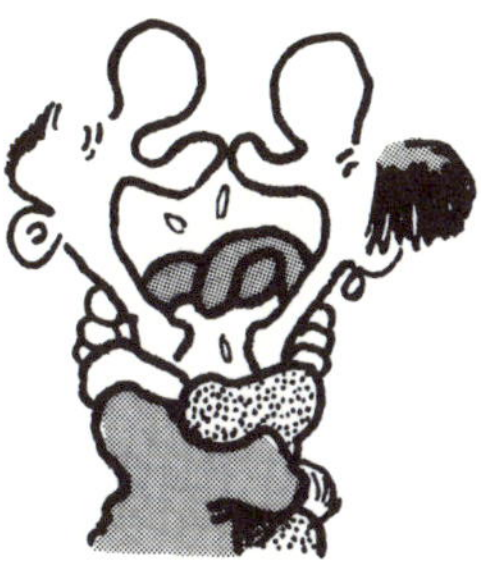

Zurückzieher: Ein anderes Wort für *Aufpassen*, eine sehr unsichere *Verhütungsmethode.*

Zwillinge: Zwei Menschen, die aus derselben *Schwangerschaft* entstanden sind. Bei eineiigen Zwillingen sind die beiden Geschwister aus einer *Eizelle* entstanden, sie haben immer das gleiche Geschlecht und sehen sich sehr ähnlich. Zweieiige Zwillinge entstehen, wenn gleichzeitig zwei Eizellen befruchtet werden. Sie sind sich aber nicht ähnlicher als andere Geschwister auch.

Zwitter: Ein Wesen mit weiblichen und männlichen *Geschlechtsorganen.* Bei Menschen kann es in sehr seltenen Fällen während der Schwangerschaft zu einer Störung bei der Entwicklung des *Geschlechts* kommen. Dann kommt ein Kind eventuell mit *Hoden* und *Eierstöcken* zur Welt. Mit *Hormon*behandlungen und Operationen kann man diesen Fehler heute aber behandeln.

Adressen und Telefonnummern für Informationen und Beratung

Angegeben sind immer nur die Hauptstellen der jeweiligen Einrichtung. Wenn man in Telefonbüchern und Tageszeitungen nicht herausfinden kann, ob es dort, wo man wohnt, eine Beratungsstelle der jeweiligen Organisation gibt, kann man in der Zentrale nachfragen.

Deutschland

Arbeiterwohlfahrt-Bundesverband e.V.
Oppelner Str. 130
D-53119 Bonn
0228 / 66850

Bundesverband Homosexualität e.V.
Beethovenstr. 1
D-50674 Köln
0221 / 285085

Bundeszentrale für gesundheitliche Aufklärung
Abteilung für Sexualaufklärung, Schwangerschaftsverhütung und Familienplanung
Ostmerheimer Str. 200
D-51109 Köln
0221 / 89921

(Man kann sich eine Liste mit verschiedenen kostenlosen Aufklärungs- und Informationsbroschüren zuschicken lassen.)

Deutsche AIDS-Hilfe
Dieffenbachstraße 33
D-10967 Berlin
030 / 69 00 87 0

Deutscher Caritas Verband e.V.
Referat Familienhilfe
Karlstr. 40
D-79104 Freiburg
0761 / 2001

Deutscher Kinderschutzbund e.V.
Schiffgraben 29
D-30159 Hannover
0511 / 329135

Diakonisches Werk der evangelischen Kirche in Deutschland e.V.
Stafflenbergstraße 76
D-70184 Stuttgart
0711 / 21591

Lambda
Schwul-lesbisches Jugendnetzwerk
Chausseestr. 8
D-10115 Berlin
030 / 2834323

Lesbenring e.V.
Bonner Talweg 55
53113 Bonn

PRO FAMILIA
Deutsche Gesellschaft für Familienplanung, Sexualpädagogik und Sexualberatung e.V.
Stresemannallee 3
D-60596 Frankfurt
069 / 639002

Schwulenverband in Deutschland e.V.
Bernhard-Göring-Str. 52
04275 Leipzig
0341 / 329128

Wildwasser e.V.
Verein gegen sexuellen Mißbrauch
Mehringdamm 50
10961 Berlin
030 / 78650

Zartbitter e.V.
Verein gegen sexuellen Mißbrauch
Zülpicher Str. 177
50937 Köln
0221 / 447412

Österreich

HOSI (Homosexuelle Initiative)
Novaragasse 40
A-10 20 Wien
01 / 26 66 04

Österreichische AIDS-Hilfe
Lenaugasse 17 / 3
A-1080 Wien
222 / 40 33 37 4 + 40 86 74 9

Österreichische Gesellschaft für Familienplanung
Universitätsfrauenklinik
Spitalgasse 23
A-1090 Wien
01 / 40 40 02 92 4

ÖGF
Österreichische Gesellschaft für Familienplanung
Semmelweis Frauenklinik
Bastiengasse 36 - 38
A-1180 Wien
01/47 61 53 89

Rosa Lila Villa
Informations- und Beratungszentrum für Lesben und Schwule
Linke Wienzeile 102
A-1060 Wien
01 / 58 68 15 0

Schweiz

AIDS-Hilfe Schweiz
Zurlindenstraße 134
CH-8036 Zürich
01 / 46 23 07 7

ASPFES
Association Suisse de Planning Familiale et de l'
Education Sexuelle
(Schweizer Gesellschaft für Familienplanung und Sexualpädagogik)
Guéta 7
CH-1073 Savigny
08 / 69 20 70 0

ISJS (Initiative Schwule Jugend Schweiz)
Postfach 69 08
CH-8023 Zürich

Pro Juventute
Hilfswerk für Kinder, Jugendliche und Familie
Zentralsekretariat
Seefeldstraße 8
CH-8022 Zürich
01 / 2517244

Spot 25
Schwul-lesbische Jugendgruppe
Postfach 7088
CH-8023 Zürich
01 / 9232005

Buchtips zum Weiterlesen

Diese Liste enthält eine Mischung aus Sachbüchern und Erzählungen, die sich alle mit Themen beschäftigen, die in diesem Lexikon vorkommen. In den Aufklärungsbüchern findet man vielleicht noch ein paar zusätzliche oder ausführlichere Informationen zu verschiedenen Stichwörtern.

Ahmend, Günther
»Das Sex Buch«
elefantenpress, Berlin, 1993

Bell, Ruth (Hg.)
»Wie wir werden – was wir fühlen«
Ein Handbuch für Jugendliche über Körper, Sexualität, Beziehungen.
rororo, Reinbek, 1991

Bloem, Marion
»Es muß aber geheim bleiben«
Zwei Freundinnen kriegen was raus über Liebe, Freundschaft und Sexualität.
rororo Rotfuchs, Reinbek

Bolte, Karin
»Ulla 16: Ich bin schwanger«
Ein Roman über eine konfliktreiche Schwangerschaft.
Otto Maier Verlag,
Ravensburg, 1991

Brink, Elly; Korver, Els
»Nina's M.«
Ein Mädchenbuch über Menstruation
Orlanda Frauenbuchverlag,
Berlin, 1987

Danielson, Bernt
»Von hier bis Kim«
Ein Roman über einen Jungen, der die Liebe entdeckt
Anrich Verlag, Kevelaer, 1990

Edelfeldt, Inger
»Jim im Spiegel«
Ein Roman über das Coming-out eines schwulen Jungen
Otto Maier Verlag,
Ravensburg, 1989

Fabricius, Volker (Hg.)
»Ich möcht' so gern mit dir«
Geschichten vom ersten Mal
Fischer, Frankfurt a.M., 1988

Frauen informieren Frauen e.V.
»Violetta pFiFfig«
Ein Informationsbuch
für Mädchen
FiF Selbstverlag, Kassel, 1992

Grossmann, Thomas
»Schwul – na und!«
Ein Coming-out-Ratgeber für schwule und lesbische Jugendliche
rororo, Reinbek, 1994

Hanswille, Reinert
»Liebe und Sexualität«
Ein Buch für junge Menschen
Kösel, München, 1992

ISJS
»Eigentlich ... logisch ... schwul!«
Coming-out-Broschüre für schwule Jungs.
Zürich, 1992

Johnson, Earvin
»AIDS – Was du tun mußt, damit du es nicht kriegst, wenn du es tust«
Carlsen Verlag, Hamburg, 1993

Kohlhagen, Norgard
»Traumboy«
Oder: Das erste Mal. Roman
rororo Rotfuchs, Reinbek

Krauch, Franziska;
Kunstmann, Antje
»Mädchen. Das Aufklärungsbuch«
Verlag Antje Kunstmann, München, 1991

Kühn, Frauke
»Es fing ganz harmlos an«
Die Geschichte eines Jungen, der sich gegen sexuellen Mißbrauch wehrt
Herder, Freiburg, 1990

Müller, Jörg; Geisler, Dagmar
»Ganz schön aufgeklärt«
Loewes Verlag, Bindlach, 1993

Nordhoff, Inge; PRO FAMILIA
»Wenn Mädchen die Pille wollen...«
Alles über Liebe, Sexualität, Verhütung
rororo, Reinbek, 1986

Pausacker, Jenny
»Was bist du?«
Die Coming-out-Geschiche eines lesbischen Mädchens
Alibaba Verlag, Frankfurt, 1990

Rathgeber, H.
»Total verknallt ... und keine Ahnung«
Ein Aufklärungsbuch für Jungen und Mädchen.
Falken, 1989

Sammelband
»Mädchen dürfen stark sein, Jungen dürfen schwach sein«
15 Geschichten von Jungen und Mädchen, die mit ihren Geschlechterrollen nicht einverstanden sind.
rororo Rotfuchs, Reinbek

Schindler, Nina
»Intercity«
Ein Roman über eine ungewollte Schwangerschaft
Anrich, Kevelaer, 1993

Schneider, Sylvia; Rieger, Birgit
»Das Aufklärungsbuch«
Otto Maier Verlag, Ravensburg, 1992

Seck-Agthe, Monika
»Liebe ist was Großes«
Ein Roman über ein Mädchen, das sich in ihren Lehrer verliebt hat.
Otto Maier Verlag, Ravensburg, 1990

Steenfatt, Margret
»Nele«
Ein Mädchen ist nicht zu gebrauchen
Ein Roman über ein Mädchen, das sich gegen einen sexuellen Mißbrauch wehrt.
rororo Rotfuchs, Reinbek, 1990

van Dick, Lutz
»Verdammt starke Liebe«
Eine wahre Geschichte über eine schwule Liebe im zweiten Weltkrieg.
rororo Rotfuchs, Reinbek, 1992

von Canitz, Hanne-Lore
»Liebe? – oder Sex oder Stress – oder was ...?«
Ein offenes Buch für Jugendliche und Eltern zum Thema Pubertät, Sexualität und Partnerschaft
Georg Bitter Verlag, Recklinghausen, 1990